名醫診療室

運動醫學博士 **周適偉**◎著

救救痠痛麻

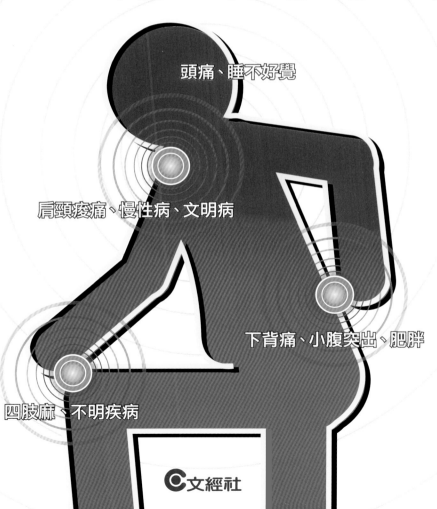

頭痛、睡不好覺

肩頸痠痛、慢性病、文明病

下背痛、小腹突出、肥胖

四肢麻、不明疾病

Ｃ文經社

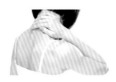

推薦序❶ 身體痠痛不可輕忽

◎ 黃美涓

　　認識我的學生—醫學博士周適偉醫師長達二十餘載，一路看著他，從懷抱年輕理想，本著對運動的熱愛與關心，因而在初入醫學職場領域時，即摒除家人所期待的熱門科系，選擇他最愛的復健科。

　　一路走來，周醫師在運動醫學領域的潛心投入與學習，並遠赴美國留學深造精密且艱深的「動作控制與肌動學」。獲得博士學位後，更進一步將臨床病人的症狀及問題與高深的基礎理論結合。周醫師受邀擔任2000年、2004年及2008年奧運國家代表隊醫師，對國家運動競技的貢獻，除了在體育界素有「國醫」、「神醫」之稱號外，對痠痠痛痛的診斷與治療，亦有獨到的心得及卓越的技術。

　　門診間常見到日常中被痠痛纏身幾十年而到處尋醫卻仍未解決病痛的病人，破涕而笑或喜極而泣地感謝周醫師細心的診治，讓病患們重新感受到「不疼、不痛」或「疼痛減輕到只剩一分或二分」，這種久違的感受與心情。

　　現在周醫師在百忙之餘，將他豐富的臨床經驗、難懂的醫學學問化為深入淺出、圖文並茂又平易近人的健康參考書籍《救救痠痛麻》。身為他的老師，看到他長達二十年來，從年輕一路走到中年，仍一本初衷擁抱理想與熱忱，甚是欣慰。這本書不僅是身為名醫的他，展現對每一位國民健康關懷與貢獻心力的企圖心，也是從事醫療、教育及體育的專業人士很實用的參考書。這是一本好書，請大家告訴需要的人。

長庚紀念醫院 桃園分院 院長
長庚大學 復健科學研究所 教授所長　黃美涓

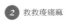

找回正確姿勢，升級健康指數

◎ 蔡辰威

運動醫學博士周適偉醫師，於1998年六月完成美國德州大學奧斯汀校區的肌動學博士學位，並在留美鑽研博士學位的四年期間，完成美國運動醫學會ACSM（American College of Sports Medicine）的隊醫（Team Physician）訓練及認証。載譽歸國後，周適偉醫師醉心於運動醫學研究與發展，並對運動傷害的診斷與治療，更有獨到的心得與技術，果然在訓練學成回國後，即刻傾力貢獻所學，從1999年在雅典舉重世界杯的比賽訓練過程中，協助陳瑞蓮選手從受傷後的最低潮時刻，東山再起，勇破世界紀錄，並奪得金牌。2000年雪梨奧運台灣小巨人王信淵，以及2004年雅典奧運的黃志雄、陳詩欣、朱木炎……等，都曾受過周醫師的治療與照顧，屢屢創造奇蹟並締造佳績。在2008年，周醫師團隊共同寫下旅日職棒好手張誌家的大復活紀，2008年北京奧運讓我們拭目以待，他要再帶給我們什麼樣的驚奇呢？

此外，周醫師也長期關注國家選手訓練中心的集訓選手們，對中心的每位選手都能在平時或賽時最重要的時刻，給予選手們最即時且最有效率的援助。

此次周醫師分出部份心力，將他豐富的學術與臨床經驗，以《救救痠痛麻》一書的出版，表達他對全民健康的關懷，書中闡述了在日常生活中姿勢的重要性、姿勢與運動、姿勢與健康的關係，以及如何鍛鍊姿勢的基本功等等，周醫師在書中圖文並茂且詳細的說明與指點，一定能升級每一位國民姿勢與健康的指數！

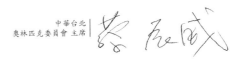

中華台北
奧林匹克委員會 主席

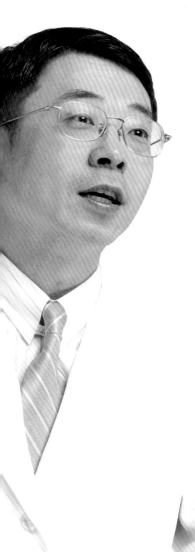

自序

姿勢端正百病除

◎ 周適偉

在近二十年復健專科醫師的執業生涯中，看到許多病人為了肌肉或骨骼的酸痛毛病困擾一輩子，或是許多父母由於自己心愛的孩子在成長過程中遭遇許多發育上的問題而憂心不已時，我心中都充滿了不忍與不捨。

事實上，有許多肌肉或骨骼酸痛或發育上的問題，都是可以事先預防，或早期發先，早期矯正的。甚至有些問題即使發生了，還是可以靠著「正確適當的方法和練習」來加以改善，以避免病狀再發或是造成更嚴重的後續傷害，而這所謂「正確適當的方法和練習」的重要心法就是「正確的姿勢」。

我個人曾多次擔任台灣的國際運動選手出國參加奧運或國際性比賽的隨隊醫師，即使這些專業的運動員，還是有許多人忽略日常生活中各種不正常姿勢或活動所造成的影響。舉例來說，我曾診治一位知名的旅日棒球好手，幫助他改善長期運動傷害後所造成的影響。經過多次的診療之後，雖然情況有顯著的好轉，可是後來他上場投球時，某個角度的球速卻始終沒辦法有更好的成績。最後經過多次的問診之後，才發現原來他在學生時代，曾因為打籃球而傷到腳踝，之後雖然復健痊癒了，可是現在

每當他開始投球動作，左腳往外跨步時，左腳向外擴展的角度卻會下意識地不敢太張開，致使全身受力的平衡受影響，進而影響右手投球的速度與準確度。

為了提升他的球速與控球品質，教練便要求他必須戒除打籃球的習慣，並開始治療腳踝的問題。由這個案例來看，可以清楚地證明兩件事情，第一是腳踝的角度影響了右手投球的速度與控球品質，可見姿勢對人體健康和活動機能的影響是全身性的。第二點，即使是專業的運動員，仍容易疏忽這些日常姿勢或小動作造成的影響，更何況是一般人呢？

「所有的動作都從正確的姿勢出發」這觀念看似簡單，真正做起來還是不容易的。更進一步來了解，事實上，正確的姿勢是涵蓋了「動」、「靜」兩方面，靜止時的正確姿勢，可以展現個人優美的體態神韻；而運動時，更是要從正確的準備姿勢出發，不僅能得到更有效率的運動效果，同時也能將運動傷害發生的機率降到最低。

古人對於行住坐臥有著這樣的明訓：「臥如弓、坐如鐘、立如松、行如風」，而這所要表現的就是一個人氣定神閒的優雅和從容氣質，同樣的，人見人愛的「彬彬君子」或「窈窕淑女」絕對不可或缺的首要條件，也是泰然怡人、翩翩風采的優雅舉止。檢視這些優雅舉止與態度所必須具備的最重要元素，就是要先有「正確的人體姿勢」。

由此可見，不論是內在的健康或是外在的視覺呈現，「正確的姿勢」都佔有百分之百的影響力。再者，不健康的人體姿勢，輕者易造成久病不癒的酸痛苦楚；嚴重者，甚至會影響生長發育及造成永久性的健康傷害或慢性疾病，甚至影響個人及整個家庭的生活品質。不論是哪一類，都實在讓人不忍多見。

因此，個人整理多年來臨床診治的心得與經驗，出版這本《救救痠痛麻》，期望能為健康的社會貢獻一份微薄的心意。

目 contents 次

PART 1

姿勢診斷

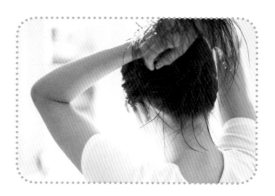

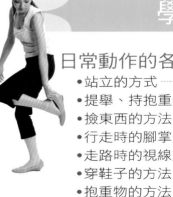

PART 5

姿勢不良造成的慢性病

告別痠痛真簡單 74

PART 6

復原調整體操

簡單美體伸展操 86

動感塑身彈力球 95

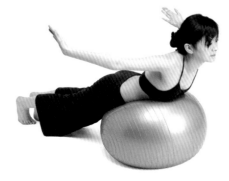

前言 | 好姿勢好健康

　　佛洛伊德曾斷言「人類的文化之所以能發祥，起源於我們的祖先採取了直立的姿勢」。另一位浪漫派的學者說「人類站著走路，所以獲得自己的特性，也就是在雙手自由之後，才得到心智的自由」。人類自從有了新的直立姿勢，牽動生物結構變化，例如前肢從用來奔跑的作用解放，開始工具製作與抓握。人類喉部的發音因此和猿類有了差別，能發出更多樣、更複雜、精緻的聲音，使往後的語言發展，出現了決定性改變。

　　後來人類早期化石出土，證明佛洛伊德的觀點，直立確實比大腦更早完成，大腦只是直立之後自然的衍生物及副產品。直立讓人類的感官從嗅覺感變成視覺，卻也讓脊椎承受更多壓力。直立的優點是手和腦靈活發展，缺點是脊椎骨不再像動物是橫列的，而是上下相疊，因此必須配合正確姿勢才能對抗致命的地心引力。

　　脊椎是人體的中心支架，一舉一動都會牽動其活動角度，常見的內外八字、側頸、斜肩走路姿勢，會壓迫到錯誤的肌肉，使脊椎傾斜。而脊椎決定神經系統的聯絡是否正常，進而影響肢體的活動與內臟功能的運行。

　　全身各項功能的運作都要經過脊椎神經，脊髓與腦保持聯絡。所以脊椎是全身神經系統資訊聯絡的主幹，每個脊椎都有椎孔，各椎孔上下相疊，形成脊髓能通過的脊椎管。當脊椎過度彎曲時，不僅會造成肌肉緊繃，同時因脊椎管受到擠壓而變窄，脊髓相對亦會受到壓迫。

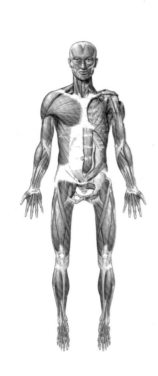

　　人類脊椎骨的結構上，有正確的生理曲線，才能提供結構上最大的支撐力與承受最大的扭力，更重要的是確保神經系統最安全與最寬敞的功能活動空間。因此，正確的姿勢即建立在正確生理彎曲的曲線上。

　　人類的行為可概分為兩大部分：「靜止的姿勢」和「進行中的動作」，而這就是所謂「姿勢」與「運動」的關係，一旦兩者都處在正確的狀態下，自然就可達到「健康」的目的。從在許多的臨床經驗中，發現不少前來求診的病患，主要都是因為長期姿勢不良，而導致許多不必要的病痛，可見不少人是因為日常的生活習慣對於各種姿勢太隨性或認知錯誤所致。這些錯誤的姿勢往往衍生出不利健康的動作，如此因循下去，就讓日常生活或工作中錯誤的姿勢與肢體活動成為身體的負擔。

　　在臨床醫學中，步行訓練是中樞神經患者復健的重要課題。以行走為例，走路時必須牽動全身肌肉與經絡，使某些部位能正常地收縮與舒展。人體動作時脊柱會連動產生反射刺激大腦，所以用正確的方式行走，有利於身體與大腦氣血循環，讓大腦獲得養分與適當的休息，而不當的走路姿勢會造成大腦壓力使氣血停滯。

　　從以上的說明，可以了解，姿勢與人體的連結是非常細微、密切的。正確的姿勢影響脊椎，更關乎健康。

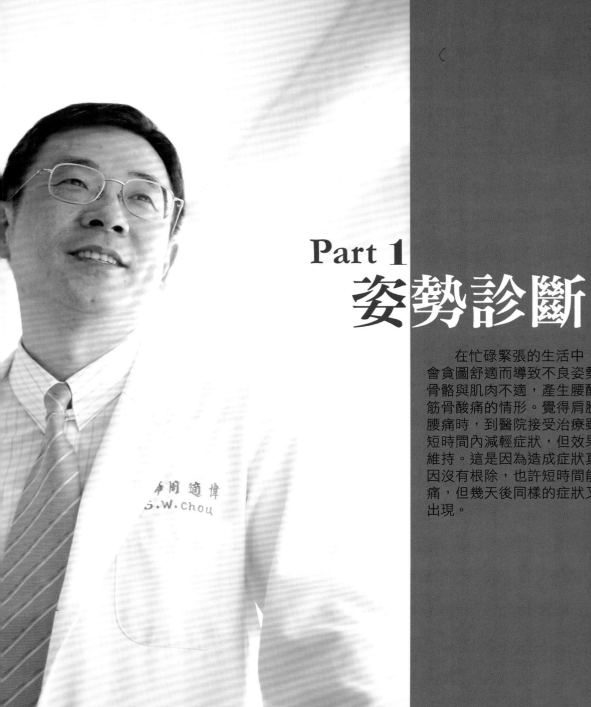

Part 1
姿勢診斷

　　在忙碌緊張的生活中，人經常會貪圖舒適而導致不良姿勢，造成骨骼與肌肉不適，產生腰酸背痛和筋骨酸痛的情形。覺得肩膀僵硬或腰痛時，到醫院接受治療雖然能在短時間內減輕症狀，但效果卻無法維持。這是因為造成症狀真正的原因沒有根除，也許短時間能減輕疼痛，但幾天後同樣的症狀又會再度出現。

過肢體語言發現問題

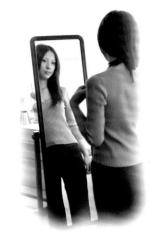

日常小動作不斷以錯誤的方式重複、或以歪斜的姿勢長時間工作，逐漸累積之後就會變成嚴重的傷害，並突然引發疼痛，想要有效預防的方法是提升個人意識並學習正確的姿勢。人類的行為舉止中，坐臥有其必然的姿勢要求，而跑跳也有其必定預備的姿勢發展。正如古代的一句諺語說：「臥如弓，坐如鐘，立如松，行如風」就是最好的註解，言簡意賅說明了人類行為模式在姿勢上的基本要求。

想學好任何運動，或只是普通的日常生活作息，都必須從正確的姿勢做起。有了正確的姿勢才能發展出好的動作，也才能有效避免無謂的傷害。

美好的曲線除了天生，也要靠後天維持。多照鏡子，觀察自己的體態，因為鏡子無法說謊，當腰間多了一塊肉，或是臀圍變寬了，鏡子都會誠實地反映。逛街時利用櫥窗玻璃中反射出自己的身影，無時無刻提醒自己「該注意自己的姿勢」。

脊椎側彎目測法

首先了解自己是否有脊椎側彎的狀況，檢查方式非常簡單，只要身體向前彎，雙手自然放鬆放下，請人從後方幫你觀察：

- 頭部有沒有特別偏向哪一側？
- 兩側肩膀是否一高一低？
- 脊椎弧度是否平滑筆直？
- 臀部有沒有一高一低？
- 有沒有長短腳？

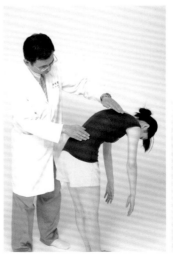
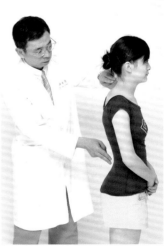

理想的站姿

　　正確的站姿能讓身體維持在舒適的狀態，並能給人一種穩重的觀感，相反的，如果站姿不良，不僅在視覺上會有不夠莊重典雅的感覺，長期下去還會造成慣性的肌肉或組織傷害。

　　此外，在職場中有許多必須長時間站立的工作，例如百貨公司的專櫃銷售員、批發零售業員、餐飲業的服務生、教師、醫護人員、工廠生產作業線人員等。如果沒有適時地抒解身體的疲勞，日積月累後便會形成累積性的慢性傷害，像是造成肌腱發炎或骨骼退化等危害健康的問題。根據許多國內外的研究報告指出，站姿工作者最容易發生的健康危害是有關下肢疼痛或傷害，例如「下肢靜脈曲張」、「足部疼痛」、「足底筋膜炎」、「膝關節病變」、「髖關節炎」、「跗隧道症候群」等。這些傷害除了因為長時間站立，也會受鞋跟高度、搬運重物或個人體重影響。

　　理想站姿是肩部左右平衡、兩臂自然下垂、腹部收緊、挺胸抬頭、下巴內收、不彎腰或垂頭喪氣，如此一來就不會有萎靡或頹喪的樣子。

　　從正面看，站立時身體兩側要平衡對稱、微微地挺胸、收小腹、腰不要過分往前挺。從側面來看，身體要自然挺直，下巴自然微收，脊椎向上延伸，同時伸長後頸，就像感覺好像有人在幫自己量身高一樣。在這種狀態下，脊椎所承受的壓力最小，肩頸和腰背的肌肉處在最放鬆的狀態。

　　想要預防因為站立所造成的肩頸或下肢傷害，除了要有正確的站姿之外，還要注意體重控制、慎選鞋子，並養成規律運動習慣。最好養成習慣每天一次或兩次的伸展運動，每次約十到十五分鐘即可，如果等到身體有了病痛之後才想到要做運動，往往就事倍功半了。

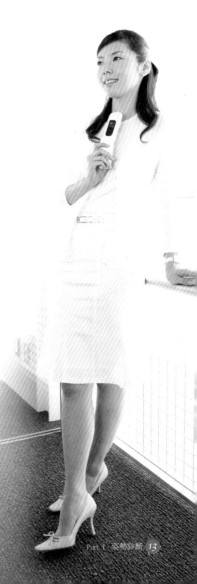

現在的姿勢正確嗎？

● 正面檢視

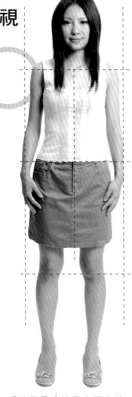

● 肩線及骨盆線呈水平直線

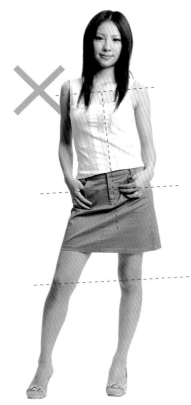

● 肩線及骨盆傾斜

　　如何從「正面」診察自己的站姿是否正確？選一面可以照看全身的鏡子，然後先閉著眼睛站在鏡子前面，全身自然放鬆，在閉著眼睛的同時，自己用「感覺」調整自己的姿勢。直到調整到自以為已經「站好」之後便可張開眼睛，觀察「兩肩」、「胸部」或「骨盆」等位置，是否有一高一低，或是一前一後的現象，然後開始對著鏡子重新調整自己的站姿。

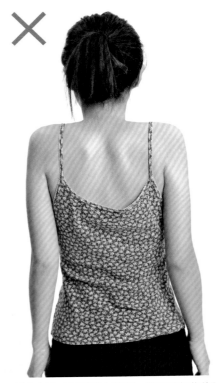

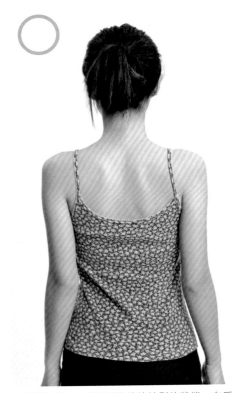

• 不當的挺胸時肩膀朝上聳起，使肩頸部位的肌肉無法放鬆。肩膀前屈，背部會弓起，造成下巴前突、頸部傾斜的姿勢，造成肩頸酸痛。

• 正確的挺胸方式是肩膀維持放鬆的狀態，有肩胛骨被夾緊的感覺。

　　許多時候身體會無意識或慣性地採取錯誤站姿，所以藉由這樣的模式檢查並調整自己的姿勢，便可以清楚地從正面發覺自己的問題。透過時常有意識地矯正，將錯誤的站姿改正回來。除了逐漸導正站姿方法之外，也可以每天空出個五到十分鐘的時間，訓練自己背部「貼牆站立」，只要持之以恆，就可以達到「立如松」或「玉樹臨風」的境界了。

● 側面檢視

　　兩腳分開與肩同寬，大腿前側肌肉放鬆，膝蓋微彎約五度左右。腳跟與牆面距離約三至五公分，腰椎微向前凸，尾骨微翹貼靠牆面。胸骨微向前挺，肩胛骨微向後壓貼向牆面。兩眼平視正前方，下巴微收，放鬆頸部及下巴肌肉。

● 利用貼牆矯正站姿

　　矯正不良站姿，最簡單且便利的方法，就是「貼牆法」，這個基本貼牆姿勢也是許多模特兒訓練美姿美儀的基礎。先將後腦杓及肩膀兩端靠壁。要注意的地方是「頭部後方」靠牆，因為有些人長時間使用電腦或看書，已造成頸部或肩部的肌肉變形，因此無法順利讓脖子放鬆，而有頭部上仰的習慣，適度地「收下巴」，多少可以改善這樣的情形。

　　接著肩胛骨向後施力，讓肩膀兩端貼靠在牆面上，相對的可以達到挺胸效果。這個動作也可以用來矯正慣性駝背或圓背的問題，可拉直背部脊椎，達到挺直腰桿的效果，讓腰部看起來更結實、纖細。

　　從側面來看，除了頭、肩靠牆之外，臀部要貼著牆面，使雙腿靠攏，這時候就可以感覺，身體像是從頭頂上拉一條線，將整個身體的重心集中，往上提拉。

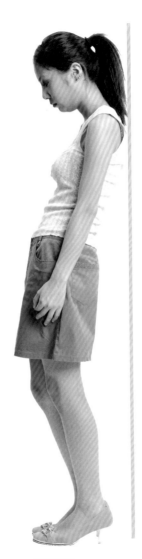

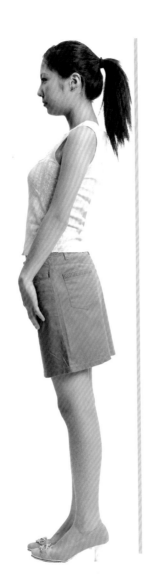

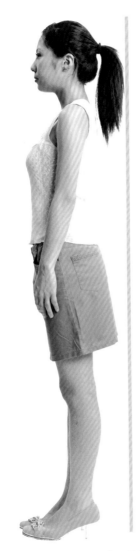

●彎腰駝背。

●腰往前過度挺伸。

●耳垂、肩關節、髖關節、膝關
節以及腳踝連成一條直線。

理想的坐姿

　　一般人認為的舒服坐姿未必就是正確坐姿,簡單來說,正確的坐姿應該是雙臀均勻踏實地坐定,上身略後傾,腰背緊密地貼靠在椅背上,雙下肢平展輕鬆,雙腳與肩平行,全腳平穩著地。如有可能,應使膝關節略高出髖部。有靠背的椅子比沒有靠背的椅子來得好,因為靠背能夠讓脊柱保持在正確的受力位置和良好的功能狀態,使脊椎得到保護與休息。

　　對於許多待在辦公室的上班族來說,一整天坐著的時間多於站立,因此正確的坐姿就顯得更重要了。事實上,因為坐著的時間太長了,不少人因此造成駝背彎腰或不明原因的肩頸酸痛,這通常是因為「頸椎」長時間處在向前彎屈的勞累狀態,或是頸後肌一直處於收縮狀態,嚴重違背人體正常的脊椎曲線。

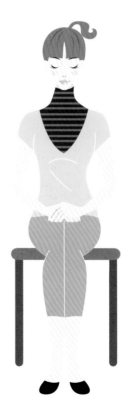

　　久坐的人要注意桌椅的高度,將桌椅調整到適合自己身高比例的最佳狀態,以保持腰部挺直,同時雙肩依然可以自然微微向後展。工作中應盡量避免頭和頸部過度向前傾或向後仰的姿勢,這種姿勢經常發生於過於專注前方或是長時間盯著電腦螢幕的時候。

　　建議可在休息時間或每隔十到二十分鐘,輕鬆地隨著呼吸做一做自然的提肩、抬頭、後仰等伸展動作,這樣可以使得頭、頸、肩、胸等部位抒解緊張,緩和身體繃緊的狀態。

　　另外,書寫時頭部習慣偏左或偏右的人應特別注意,必須將這種「偏頸」的姿勢改正過來,利用前屈、後仰、左右側彎頭頸部或左右轉頭的動作,消除偏頸狀態時所導致的肌肉疲勞,這樣脊柱才能維持正常的曲線。

● 現在的姿勢正確嗎？

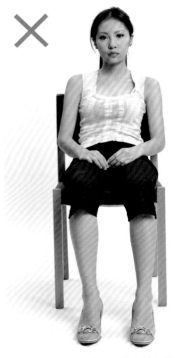 ✕

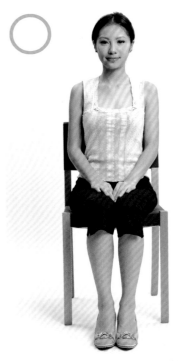 ○

●肩膀傾斜、腰部後傾、重心放在腰椎。

●上身挺直、收腹、下頷微收，下肢並攏。

● 正面檢視

　　坐下時，頭要擺正，眼球向前平視，下巴向內縮，挺胸直腰，雙肩要自然齊平且微向後伸展。雙手可放於適當高度的扶手，以手肘可自然彎曲九十度為基準。工作時，手、手腕、及手肘應保持在一直線上，且手肘不可長時間懸空。如果是坐在桌前工作時，坐椅盡量靠近桌子，切勿讓身體或頭頸部向前傾。

● 側面檢視

　　身體的脊椎應自然處在最小受力的S型狀態下，腰椎應貼向有腰靠的椅背，可讓下背維持正常向前微凸。如果不知道自我矯正的姿勢是否正確，可以利用「過度矯正」原則，將腰椎放在自覺舒適放鬆的「酥腰」位置，再向前「挺直」直到腰部感到微微酸痛的位置，然後再往後退回百分之十至十五，這個位置通常才是正確的「正中位置」，這個姿勢可將身體的重量自然擺在臀部的坐骨，而非腰椎上面，這樣前面沒有拉力，後面沒有施力，才能讓腰部得到真正的放鬆或休息。

　　如果椅背的設計太僵直，或不符合人體工學，則可使用「腰部靠枕」來提醒我們腰椎正常前凸的位置，或是分散一些腰椎不必要的壓力。建議使用高單位聚合泡棉卷，直徑大約十到十五公分，長度約為三十公分的靠枕為最佳選擇。另外，若不清楚頸椎正常位置，可以將一本書放在頭頂上，就像訓練模特兒走路一樣，如此可訓練頸椎學習正確上提的姿勢。

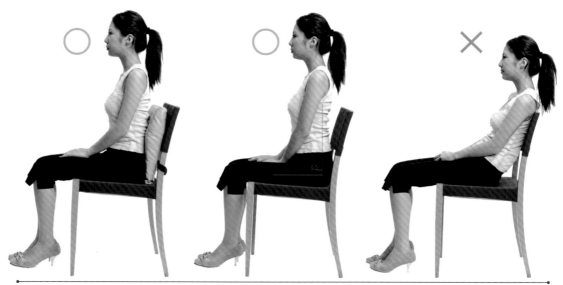

●腰部可墊靠枕，重心放在臀部而非腰椎。

●臀部及腰部、膝蓋呈90度。

●駝背、突腹、骨盆傾斜。

● 下半身檢視

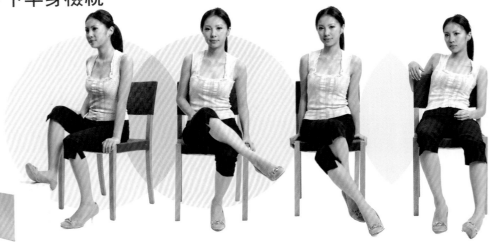

- 單腳墊高，造成骨盆傾斜。
- 愛翹二郎腿易造成腰痛。
- 切忌不要讓雙腳形成麻花狀，易造成重心錯位的現象。
- 過分張開髖部，兩邊臀部受力不均。

　　椅子高度要適宜，以雙腳可自然放鬆置於地面上為基準，腳踝與膝蓋成90度，同時髖部彎曲90度。椅上寬度足以支撐大腿，使臀部與大腿要充分接觸椅面，但大腿不要死貼在椅面上，因為這樣會壓迫肌肉和神經，最好的方式就是，在靠近椅子前緣處，腿部與椅面應保持一個手掌可以嵌入的距離。

　　許多人有翹二郎腿的習慣，並且總是維持以一條腿壓另一條腿的相同姿勢。據心理學家講，這可能是心理躁動不安的表現之一。不過更嚴重的是，翹二郎腿容易造成臀部與腿部的肌肉韌帶勞損，嚴重點甚至會導致髖關節的半脫位，尤其總是採取一個固定不變的姿勢。如果實在難以忍受、必須要蹺起二郎腿，不然會渾身不對勁的話，也應雙腿輪流交替，否則就也就可能會造成坐骨結節和大腿後側疼痛的毛病，嚴重者會造成腓骨神經的壓迫。

　　翹二郎腿會翹出腰背痛，長期持續不變的坐姿工作，會給頸、背部造成持續負荷，使背部肌肉、韌帶長時間受到過度牽拉而受損，從而引起原因不明的腰痛。不過只要保持良好的坐姿，過一段時間，就會恢復正常，不會有什麼問題。此外，翹著二郎腿久坐，由於雙腿互相擠壓，還會妨礙腿部血液循環，久而久之，造成了腿部靜脈曲張，嚴重者會造成腿部血液回流不暢、青筋暴突、潰瘍、靜脈炎、出血和其他疾病。

理想的睡姿

　　很多人認為睡覺只要舒服就行了，不用太在意睡姿，可是「睡眠」是身體一整天得以真正休息與放鬆的時候，睡姿足以影響一個人的睡眠品質。不正確的睡姿則會增加脊椎不當的受力，一覺醒來無法達到通體舒暢的境界。正確的睡眠姿勢對於健康有相當大的影響，很多疾病也可能因睡眠姿勢不當而誘發或加重。主動或被動採取良好的正確睡姿，有助預防疾病的發生或減輕疾病的症狀。

　　人往往不能保持一個固定的姿勢睡到天明，絕大多數人不斷變換著睡覺姿勢，一般人都會因翻身而改變睡姿，能夠一直保持同一種姿勢的人算是非常少數。加上睡姿是處於無意識時的狀態，因此無法像檢視站姿或坐姿一般，可以用清楚地調整和改善不良的姿勢。

　　大部份人都有自己慣性的睡姿，一般來說，仰睡能提供脊椎最佳的承托能力，因為身體重量能夠平均地分散在較大的面積上，不過如果頭及頸部能適當的承托，側睡亦是一個不錯的睡姿。接著就來了解一下，如何診斷自己的睡眠姿勢。

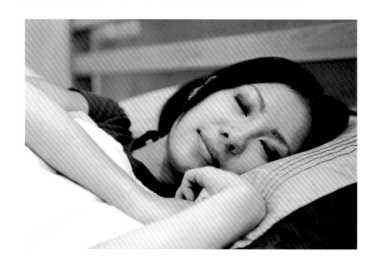

現在的姿勢正確嗎？

● 俯躺檢視

　　在所有睡姿中，對人體影響最大的是「俯臥趴睡」，因為這種睡姿會使大部份的體重落在肋骨和內臟，壓迫橫隔膜和肺部，影響呼吸順暢度。而且由於必須向側面扭轉來保持呼吸暢通，便會增加頸部扭曲度，容易導致肩頸部創傷。加上腰椎可能過度前凸，過度縮短背部肌肉，長期下來對身體總難免會有影響，因此對於習慣採用俯臥睡姿的人，建議枕頭不宜過高，以免造成頸部過度後仰，腰部過度前凸，減少不適感。

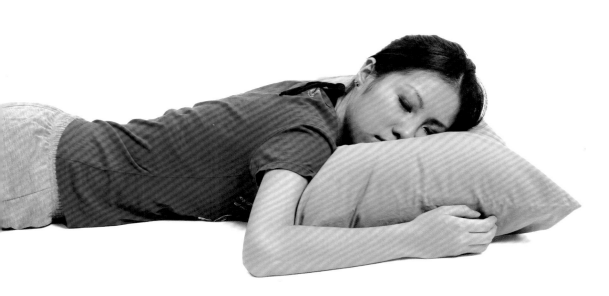

● 正面仰躺檢視

　　採用仰躺睡姿應該人體脊椎感到最舒適的狀態，此時椎間盤的壓力減為最低。採取仰躺睡姿時，雙手應自然垂放身體兩側，不宜高舉過頭，以免造成肩頸部位的壓力。可以在腰椎下放一條長的毛巾或棉捲，也可使用「腰枕」，幫助支撐腰部前凸的姿勢，增加支持脊椎的自然曲線，讓腰部在睡眠時獲得休息。或是在大腿下方或膝蓋下放一個枕頭或墊個抱枕，這樣也可以讓腰部平放在床墊上，同樣可讓腰部得到支撐與休息。建議使用記憶健康枕或頸枕，提供頸部適當的支撐。頭、頸、胸、背基本支撐在同一水平面上。

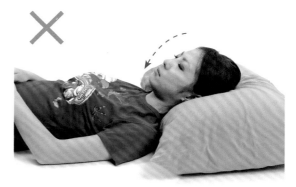

● 仰躺時枕頭過高，造成低頭狀態。

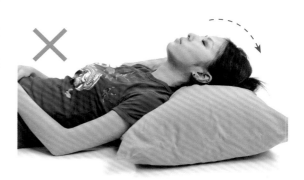

● 人不要躺太高，若肩胸部墊高易造成頸部壓力，造成仰頭狀態。

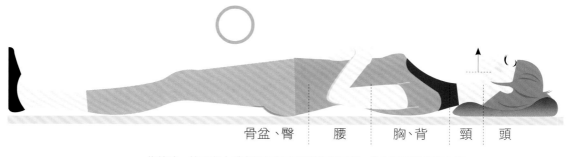

骨盆、臀　　腰　　胸、背　　頸　頭

● 仰躺時，枕頭與人體密切接觸在後腦杓與頸部，並保持下巴垂直上指。

● 側躺檢視

人的身體若從側面觀察，是個大S形，往前凸起的是肚子，臀部則向後翹，所以一般說來，比較符合人體工學的姿勢是側睡，而且以身體左半部在上為佳。

床墊不宜太軟或太硬，因為太硬的床墊無法適當地分散脊椎的壓力，睡久了容易將壓力集中在骨凸的位置，容易腰酸背痛；而太軟的床墊則容易將身體重量過度集中於骨盆、肩、及頸部等部位。

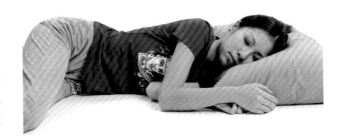

● 側睡時頸部與腰部，都扭轉不當，會造成壓力集中於某些部位。

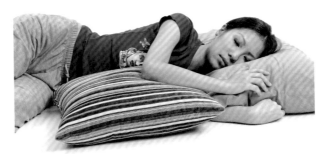

● 在身側放置抱枕，在上位的手可以環抱抱枕，藉以減輕軀幹扭轉的壓力。

● 下半身檢視

通常習慣採用側睡的人，會有雙腳交叉的狀態，為避免拉扯到腰部肌肉，最好在上面的腿部跨放在抱枕上。同時，在上面的手臂也跨放在另外一個抱枕上，以避免腰椎、頸椎產生扭轉，以保持腰椎與頸椎正面正常筆直的位置。

睡眠時，脊椎骨是否被承托？往往是影響睡眠品質的一個重要因素，這部分可以使用「枕頭」或「頸枕」來輔助或改善。一個好的枕頭應該能夠適當地承托頭

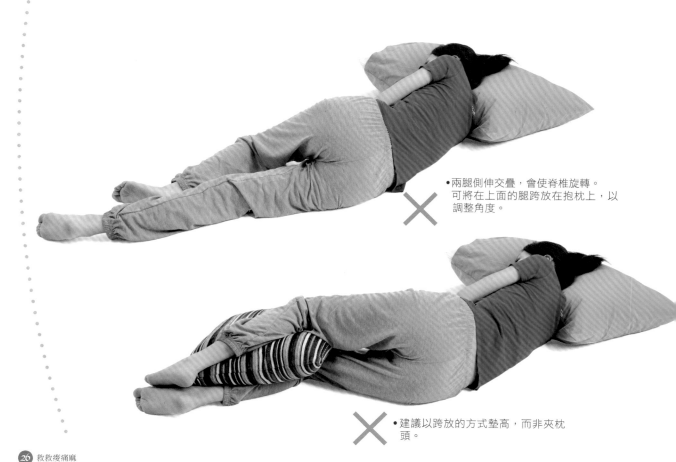

●兩腿側伸交疊，會使脊椎旋轉。可將在上面的腿跨放在抱枕上，以調整角度。

●建議以跨放的方式墊高，而非夾枕頭。

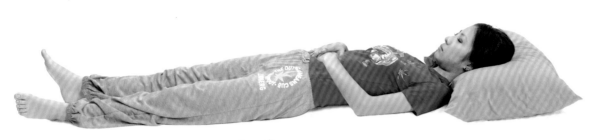

✕ • 平躺時，若雙腳蹬直，會使腰部懸空，增加受力。

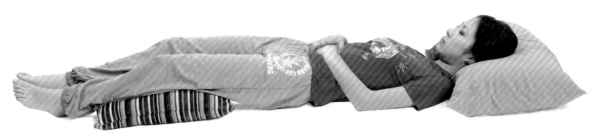

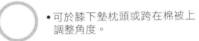 • 可於膝下墊枕頭或跨在棉被上，調整角度。

頸部重量，且保持頸椎的弧度和頭部不受扭曲的位置。在適當的寢具及睡姿幫助下，才能讓肌肉放鬆，且讓椎間盤吸收水分，如此脊椎骨才能在日間有效地運作。

　　當身體的某部份接觸床墊時被壓住了或長時間肢體關節不活動，便會產生一些刺激神經的代謝物質，而人體會在這些部位還未產生痛楚前就會自動轉換睡姿，一般人每晚大約會轉換睡姿十到二十次左右。可是，對於需要長期臥床或又不便轉動的病患來說，這個種局部血液不循環的問題常常會導致褥瘡。因此床墊的選擇就非常重要，挑選軟硬適中且能充分承托身體重量的床墊，有助於減低轉換睡姿的次數，改善睡眠品質。

當人體站立時，身體的重心基本上位在下腹部與骨盆腔，當躺下時人體重量則會集中於腰部與臀部，相對的床墊的這部份損耗率往往也是最高。檢查一下自己的床墊，看看這些部分是否有下陷的現象，如果有的話，仰睡時就會增加椎間盤前方的壓力，若是側睡時則會增加腰部的扭曲程度。有些床墊在骨盆位置會增設承托力，將身體的重量平均地分發在整個床墊的面積上。

醫學小常識

如何睡得更好？

　　人的睡姿大致上可分為「俯臥」、「仰臥」、「左側臥」和「右側臥」四種，下面列出了四種睡姿的優缺點，讓讀者可以根據自己的身體狀況選擇適當的方式。

	仰臥	俯臥	左側臥	右側臥
	根據統計，大部分的的人選擇仰臥睡姿，這也是臨床比較推薦一般大眾的睡姿。	少部分的人選擇俯臥，趴著睡覺。	由於人體心臟位於身體左側，因此左側臥睡容易壓迫心臟。	另外，有些人在睡覺時，身體會朝向右側。
優點	不會壓迫身體臟腑器官。	睡覺時較有安全感、有助於口腔異物的排出。	可避免胃酸逆流。	不會壓迫心臟，睡眠品質較有穩定感。
缺點	容易導致舌根下墜而阻塞呼吸。	壓迫心臟和肺部、影響呼吸順暢、影響臉部皮膚血液循環，容易使面部皮膚老化。	容易壓迫心臟、胃部，因此讓人在睡覺時翻來覆去，產生不穩定的睡眠。	容易導致胃酸逆流食道、影響右側肺部運動。
不適應者	容易打鼾及患有呼吸道疾病者。	患有心臟病、高血壓、腦血栓的人不宜。	有胃病、心臟病的患者不宜。	不適合胃食道逆流及右肺患者。

使用電腦時正確的坐姿

　　選擇電腦桌時，必須選擇符合人體工學設計的桌椅，基本上可以依循「三個直角」的原則：電腦桌下，膝蓋處形成第一個直角、臀部與後背是第二個直角、手臂與肘關節處形成第三個直角。此外肩胛骨應可靠在椅背上，然後雙肩可輕鬆平放，下巴不要前傾也不要太靠近脖子，兩眼平視電腦螢幕中央，座椅最好有可調整高度的扶手。更細節地說，要注意的原則有：

❶ 螢幕及鍵盤應該在正前方，不應該讓脖子及手腕長期處在偏斜的狀態。

❷ 螢幕的最上方應比眼睛的水平線略低，因為眼睛與電腦螢幕形成輕度向下注視螢幕的角度，這樣可使頸部肌肉得到放鬆。

❸ 眼睛與螢幕應該保持適當的距離，通常約為一隻手臂的距離。

❹ 上半身應保持頸部直立，以承受頭部的重量且減少頸部的疲勞。

❺ 兩肩自然下垂，而且上臂可貼近身體。

❻ 手肘彎曲約呈九十度，操作鍵盤或滑鼠時應盡量使手腕保持水平姿勢，手掌中線與前臂中線 應保持一直線。

❼ 下半身腰部挺直，膝蓋自然彎曲呈九十度，並維持雙腳自然著地的坐姿。

❽ 大腿應盡量保持於前手臂平行的姿勢。

❾ 桌椅的相對高度，應以手肘自然平放桌面，手指能夠自然地架在鍵盤的正上方為基準。

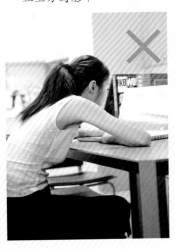
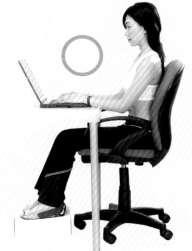

坐姿與前列腺

　　久坐不適往往會造成閉尿，所以前列腺增生患者不宜久坐，前列腺增生患者坐的姿勢也是有講究的，當人正常端正坐的時候，重心自然落於前列腺的位置。坐的時間久了，增生的前列腺必然要承受體重的壓力，難免造成增生的前列腺向尿道管擴張而壓迫尿道，嚴重者會造成排尿困難，甚至閉尿。

　　如果前列腺增生患者在日常坐的姿勢中，有意識地將重心移向左臀部或右臀部（可以左右臀部適當輪換），就可避免人體重心直接壓迫增生的前列腺，從而避免或減輕增生的前列腺向尿道壓迫。長期用此方法，對增生的前列腺可以有一定程度的保護作用。

鞭甩效應

　　在日常生活中，尤其在許多大眾交通工具上，像是捷運或是公車火車上，常會看到許多人坐在位子上搖頭晃腦地「打瞌睡」。在車子持續前進的過程中，可能因為煞車或坎坷的路面，致使原本低著頭打瞌睡者，會猛然後仰地頓了一下，這種頸部突然的甩動，就像一條繩子用力一甩，末端一定會承受最大的力量，因而非常容易造成頸部肌肉的受傷，再加上如果車內的冷氣過強，而使得肌肉更加緊繃的話，造成的傷害就更大了。

三法寶——桌、椅、凳

　　桌椅不合適絕對會影響脊柱的健康，而不良坐姿正是造成許多人肩、頸、腰不明酸痛，甚至是造成功能性脊柱側彎的原因。舉例來說，從國小進入國高中這段時期是人體脊柱開始成長的黃金期，而許多這些正在發育中的青少年學生，就可能因為長期坐在不適當的桌椅前，造成姿勢性脊柱側彎的情形。

　　從小學開始，大部分學校的老師都會要求學生注意坐姿，不過這往往只是從預防近視眼的角度來考量，而對於教室裡幾十年規格不變，而且前後排桌椅高矮不分的情形卻完全忽略，這些問題對學生脊柱或姿勢的發展是相當不利的。想想看，學生成天坐在與身體不適合的桌椅上，弓著腰、側著身看書寫字或聽課，時間久了當然就會產生腰酸背痛，嚴重點的還會造成脊柱側彎，如不及時發現和治療，還可能有加重病情，引起軀體畸形，影響心肺功能的可能。

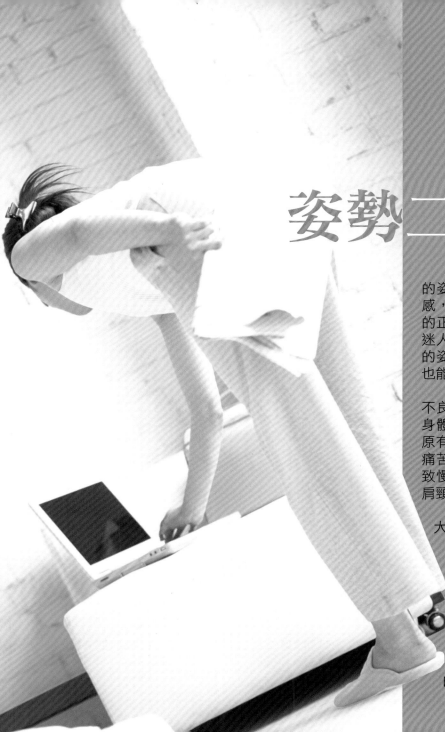

Part 2
影響
姿勢二大元素

　　除了和運動與健康有關，正確的姿勢也直接影響到人體曲線的美感，因為做到符合人體工學而完成的正確姿勢，便可以展現出個人的迷人的肢體身段，因此，做好正確的姿勢，不僅可以得到健康，同時也能擁有讓人稱羨的體態。

　　好姿勢也是健康脊椎的根本，不良的姿勢可能會導致脊椎或其他身體肢段的疼痛或病變，使得身體原有的病情更加惡化，讓身體承受痛苦的時間更長。不良的姿勢會導致慢性頭痛、顳顎關節功能障礙和肩頸下背等問題。

　　除了睡覺的時間之外，一般人大部分都是處在坐著低頭工作或需要彎曲搬拿重物的狀態，如果再加上錯誤的睡姿，那就真的是一天二十四小時都處在不良的姿勢，這樣怎可能會有健康的體魄呢？因此每個人應該要好好省思，從自己的生活方式好好檢視一下自己的姿勢，就更能好好掌握自己的健康。

骨骼結構

從廣義的生物學來看，骨骼或骨骼系統是為生物體提供支持作用的生命系統，如果以非生物的輪廓結構來比喻，骨架就像是建築中的鋼鐵鷹架結構。

當人體在胚胎發育的前幾個星期時，骨骼系統其實已開始生成，不過整體的骨骼組織卻還是會持續生長與發育，一直到成年。人體整個骨骼系統是由兩百零六塊骨頭及超過兩百個關節所組成，不過實際真正的數目卻因人而異。

骨縫間骨（Sutural Bones or Wormian Bones）和種子骨（Sesamoid Bones）是額外的骨骼，不算在人體的兩百零六塊骨骼中。骨骼構成人體的支架，支持人體的軟組織，賦予人體一定的外形，並承擔全身的重量。

骨骼的最主要功能為支撐保持體形。從生物的進化論來看，海洋生物的骨骼不及陸地動物，是因為海洋提供了浮力支撐，而動物因為進化而遷往陸地，就開始形成堅固的骨骼結構。

另一方面，骨骼也提供肌肉連接面，透過關節，協助肌肉產生運動，同時為內部軟組織結構提供適度的保護作用。像是一些外骨骼包裹整個身體，容納所有器官，不過這種保護度雖然較高，但卻有行動不便的缺點。

骨骼結構限制了生物體積的大小，因此這種利用外裹骨骼來當作保護只見於較低等生物。較高等的生物則具有內骨骼，雖然保護性不及外骨骼，但能保護一些重要器官，如大腦、脊髓和心臟等，同時行動更方便且迅速，體型也比較巨大，有些內骨骼更具有在紅骨髓內產生血液細胞的能力。

● 骨骼類別

長骨：縱軸與橫軸的比例往往相當的大，通常有有膨大的兩端。

短骨：長寬通常相差不大，較似立方形。

扁平骨：有寬闊表面的板狀結構。

不規則骨：形狀變化大，通常和許多塊骨骼相互連接。

圓骨或種子骨：通常很小，位於肌腱鄰近於關節部份的內面。

人體骨骼 — 正面

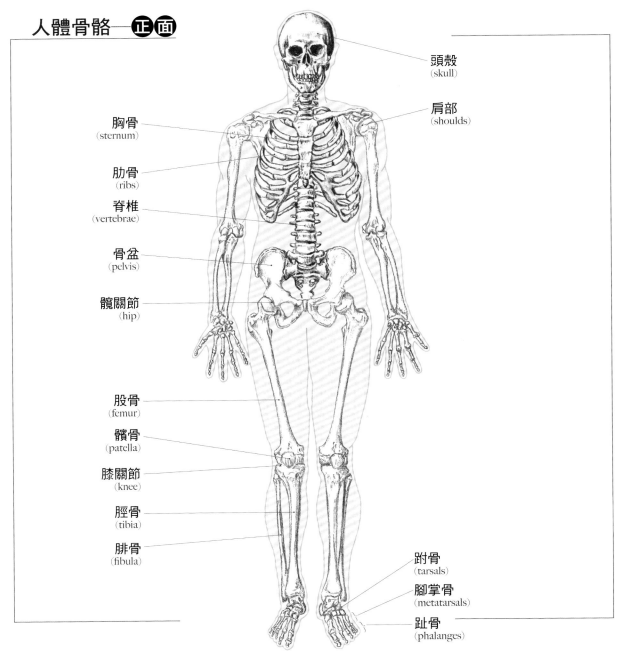

頭殼
(skull)

肩部
(shoulds)

胸骨
(sternum)

肋骨
(ribs)

脊椎
(vertebrae)

骨盆
(pelvis)

髖關節
(hip)

股骨
(femur)

髕骨
(patella)

膝關節
(knee)

脛骨
(tibia)

腓骨
(fibula)

跗骨
(tarsals)

腳掌骨
(metatarsals)

趾骨
(phalanges)

人體骨骼—背面

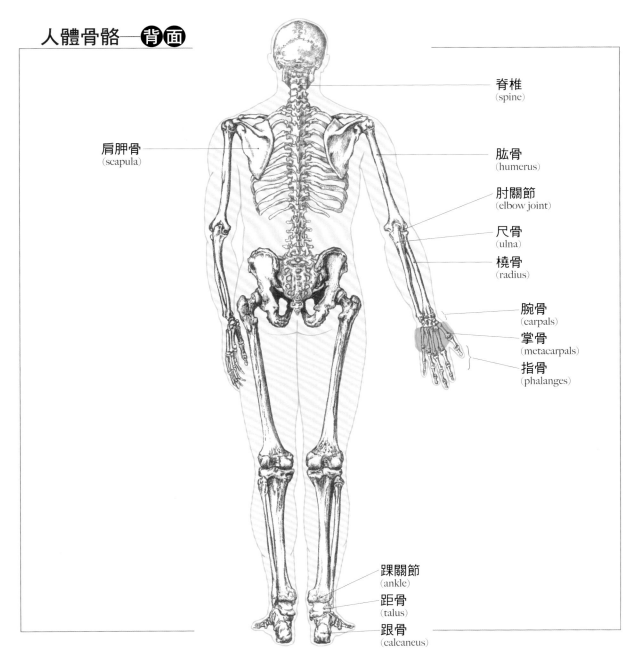

脊椎
（spine）

肩胛骨
（scapula）

肱骨
（humerus）

肘關節
（elbow joint）

尺骨
（ulna）

橈骨
（radius）

腕骨
（carpals）

掌骨
（metacarpals）

指骨
（phalanges）

踝關節
（ankle）

距骨
（talus）

跟骨
（calcaneus）

● 骨骼功能

支持與保護（Support and Protection）：

　　成為身體的支架以維持身體的形態，像是足部、腿部、骨盆、背部的骨骼支撐著身體的重量，而且還能保護人體內柔軟的器官，像顱骨可保護眼睛、耳朵與腦部。

槓桿運動（Lever Actions）：

　　例如當肘關節彎曲時，其內之骨骼就如同筆直的棍棒作為力臂，手肘相當於支點，手掌為被移動的重量而成為受力點，上臂前方的肱二頭肌收縮即為施力點，當肘關節伸直時，施力點便會改為上臂後方的肱三頭肌收縮。這些動作便是由骨骼、關節、肌肉所構成的槓桿系統運作，才能使身體的運動順利完成。

血液細胞的生成（Blood Cell Formation）：

　　血球生成的過程最早發生在卵黃囊中，稍後發生於脾臟和肝臟中，最後在骨髓中成熟。而且骨骼中的骨髓還有造血的功能。

礦物質的貯存（Storage of Minerals）：

　　礦物質佔了百分之七十骨骼中細胞間質的總重，而大部分是以一種磷酸鈣鹽的細微結晶形式存在。當血液中的鈣濃度降低時，會刺激噬骨細胞侵蝕骨組織，鈣質則由骨骼的細胞間質中釋放出來；當鈣濃度過高時，噬骨細胞的活動會被限制，成骨細胞受到刺激而合成骨組織，過多的鈣就存回骨骼中。簡單來說，就是骨骼能貯存鈣、磷等礦物質，並調解身體內鈣、鏻等礦物質的平衡。

　　此外，整體的骨骼包含各種不同的組織，諸如硬骨組織、軟骨、纖維性結締組織、血管、血液及神經組織等，因為有大量的非生命物質堆存於骨骼的基質中，所以整個器官看起來似乎很厚重，約佔成人體重的百分之十五。

●肩膀不是負重的骨骼結構

　　由肩部的骨骼圖來看，可以很清楚地了解，人類的肩膀並沒有直接與中心脊椎相接，而是藉由鎖骨與胸腔的第一肋骨，以及肩胛骨連結，可見基本上肩膀能承受的負荷非常有限，即使在完全不負重或施力的狀態下，也都必須要承載兩隻手的重量，因此平日除了適度的運動和休息之外，千萬不可過度勉強使用肩膀負重，像是背、提、拉重物等等，當然也不宜長期過度使用肩部施力，這些都是造成肩頸部位傷害的主因。

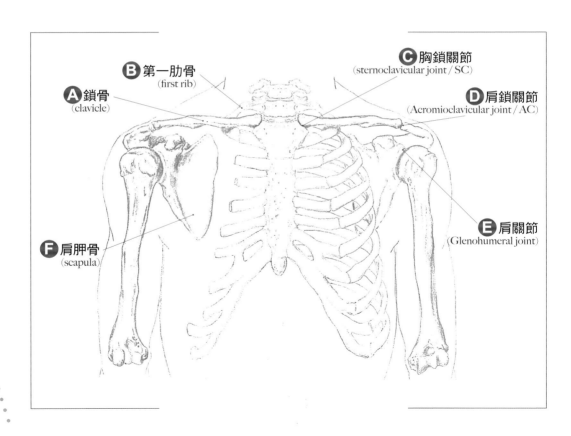

Ⓐ鎖骨（clavicle）

Ⓑ第一肋骨（first rib）

Ⓒ胸鎖關節（sternoclavicular joint / SC）

Ⓓ肩鎖關節（Acromioclavicular joint / AC）

Ⓔ肩關節（Glenohumeral joint）

Ⓕ肩胛骨（scapula）

● 人體脊椎概況

　　人體的脊椎是由三十三塊椎骨連接在一起，而且在兩個脊椎骨之間，前有「椎間盤」，後有「兩側小面關節」相連，因而可作到前彎、後仰、側彎及旋轉諸多動作。這三十三塊椎骨中，頸椎有七塊，胸椎十二塊，接著是最寬廣的五塊腰椎，同時也是負擔人體大部份重量，反過來說，這也是人體重心的所在，然後是薦椎，原本是五塊椎骨，不過因為人體的進化，已經結合為呈現大塊三角形一塊骨骼，最後是在背部位置最低的尾椎，體積最小的骨骼，原本也是四塊椎骨，如今也合成一整塊了。

　　脊椎的形狀，決定一個人的軀幹外形。基本上從人體的後面，或是透過X光來看，人體的脊椎骨應該是上下一條垂直線，肩膀應該同等高度，胸腔的肋骨兩側應該要勻稱，骨盆也是在同一個水平線上。

　　從側面來看，實際上正常人體的脊椎骨並不是一條直線，而是一個呈現「S」型的曲線。主要包括三個部分：一、微微前凸的頸椎；二、微微向後彎的胸椎；三、前凸的腰椎，所以不論是靜態或動態，或是站姿、坐姿還是睡姿，都要盡量讓脊椎保持在這個「S」型的正常曲線位置，因為只有維持在這樣的狀態下，脊椎所受的壓力才是最小。

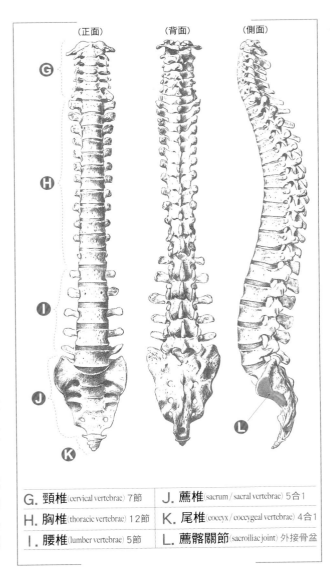

（正面）　　　（背面）　　　（側面）

G　H　I　J　K　L

G. 頸椎 (cervical vertebrae) 7節	J. 薦椎 (sacrum / sacral vertebrae) 5合1
H. 胸椎 (thoracic vertebrae) 12節	K. 尾椎 (coccyx / coccygeal vertebrae) 4合1
I. 腰椎 (lumber vertebrae) 5節	L. 薦髂關節 (sacroiliac joint) 外接骨盆

肌肉組織

　　肌肉是具有收縮功能的人體組織，由母體胚胎的中胚層發育而來。部分的肌肉收縮，無法由人體意識控制，例如心臟的收縮或是腸胃道的蠕動，這對生命的維持非常重要。而可自主收縮的肌肉，通常是，用來移動身體，例如眼睛的精細運動或軀幹四肢的運動。進一步來說，自主的肌肉運動纖維還能分成快、慢兩種，慢速收縮的纖維力量較小，但不容易疲勞，而快速收縮的纖維力量較大，卻比較容易疲勞。

● 肌肉類別

　　第一種是心肌，位於心臟及近心大血管壁中的特殊肌肉。第二種是骨骼肌也稱為「橫紋肌」或「隨意肌」，是通過肌腱固定到在骨骼上，其伸縮可以帶動骨骼的的移動。第三種平滑肌或稱「非自主肌肉」，見於小腸，喉和血管等內臟器官。

　　其中心肌和骨骼肌是條紋狀的，所以都算是「橫紋肌」，基本組成單位是肌小節，而由肌小節規則排列成束狀。平滑肌沒有肌小節，也不是排成束狀。條紋狀的肌肉有爆發力，而平滑肌一般來說是保持一定的持續性張力。

　　人體肌肉的主要功能便是運動，當然這也是需要骨骼的支持結構。此外，肌肉是由一束一束的肌束所組成，而肌束是由一條一條的肌纖維所組成，肌纖維是肌肉的基本結構單位。雖然肌纖維是基本單位，但肌纖維又可細分成各種不同的肌原纖維，包括了肌凝蛋白(myosin)與肌動蛋白(actin)，利用ATP（三磷酸腺苷）的能量供給，使兩者相互滑動而產生肌肉收縮，進而讓肌肉與骨骼動作。

　　一般而言，所謂「肌肉痠痛」，多半是由於使用過度所導致，因為肌肉動作時需要耗氧，耗氧後組織便會產生廢物。在正常情況下，這些廢物會被快速代謝，因此肌肉的疲勞可以迅速恢復，可是在過度使用肌肉的情況下，廢物的代謝速度無法快過肌肉的使用速度，導致廢物越堆積越多。身體於是發出警訊，讓肌肉有酸痛感覺並且無法繼續正常運作，等到在休息過程中將這些廢物完全排除之後，酸痛感才會消失，肌肉才能繼續動作。

肌肉分布─正面

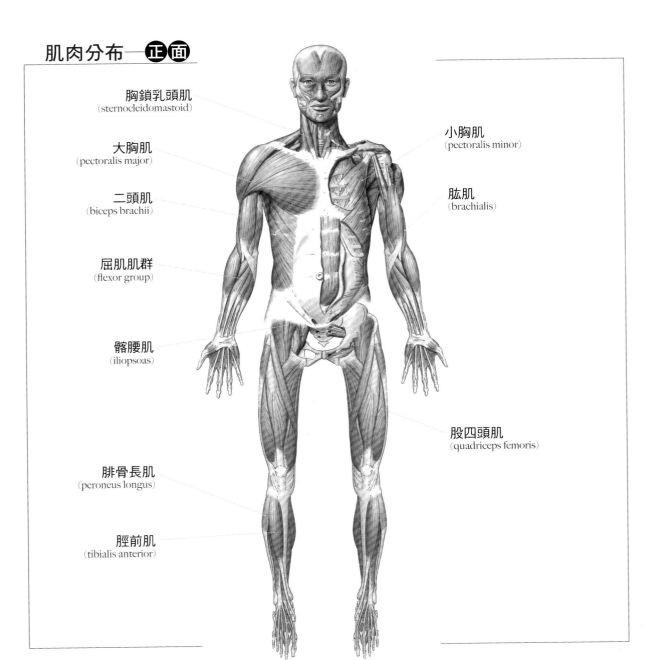

胸鎖乳頭肌
(sternocleidomastoid)

大胸肌
(pectoralis major)

二頭肌
(biceps brachii)

屈肌肌群
(flexor group)

髂腰肌
(iliopsoas)

腓骨長肌
(peroneus longus)

脛前肌
(tibialis anterior)

小胸肌
(pectoralis minor)

肱肌
(brachialis)

股四頭肌
(quadriceps femoris)

肌肉分布—背面

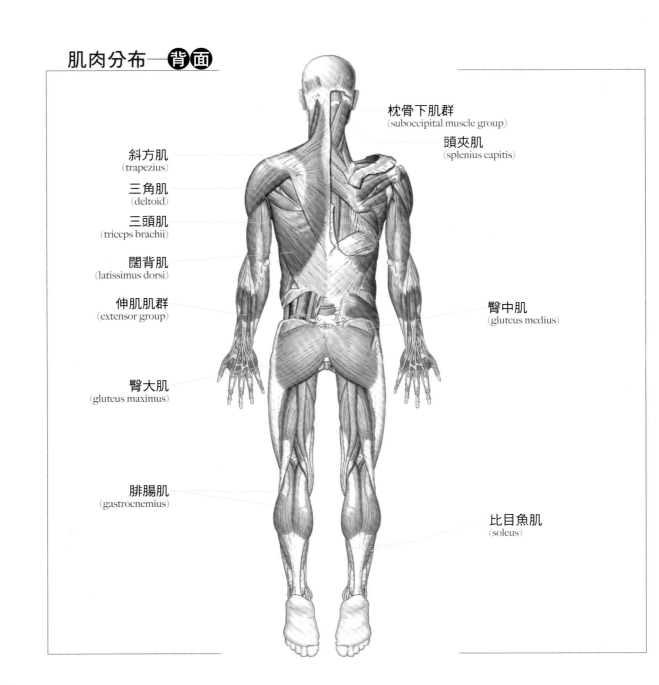

枕骨下肌群
(suboccipital muscle group)

頭夾肌
(splenius capitis)

斜方肌
(trapezius)

三角肌
(deltoid)

三頭肌
(triceps brachii)

闊背肌
(latissimus dorsi)

伸肌肌群
(extensor group)

臀中肌
(gluteus medius)

臀大肌
(gluteus maximus)

腓腸肌
(gastrocnemius)

比目魚肌
(soleus)

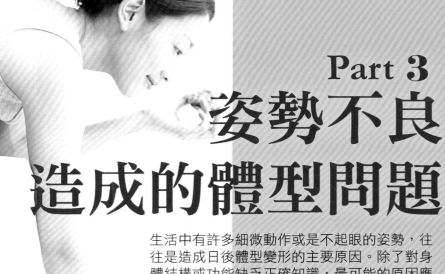

Part 3
姿勢不良
造成的體型問題

生活中有許多細微動作或是不起眼的姿勢，往往是造成日後體型變形的主要原因。除了對身體結構或功能缺乏正確知識，最可能的原因應該是「漠視」這些小地方所造成的傷害。有些人喜歡拿「工作太忙」當藉口，或把「忍受小病痛」當作一種修行方式，這些觀念都要徹底改正，因為一旦等到身體出現警訊，就得要付出體型走樣或是失去健康的代價了。

O型腿 & X型腿

在醫學上，O型腿稱為「膝內翻」，其實是指兩下肢自然伸直或站立時，兩足內踝能相碰，但是兩膝卻不能靠攏的下肢畸形發展，而且在兩腿之間形成一個近似「O」形的空隙，故名O型腿。而與之相反的是「膝外翻」，症狀是兩下肢自然伸直或站立時，當兩膝可相碰，但是兩足內踝分離而不能靠攏，形如「X」狀，所以又叫X型腿。

O型腿和X型腿的形成並非完全因為缺鈣造成，如遺傳、不當運動及錯誤的生活習慣都可能導致。歸納來說，主要的原因有先天遺傳、幼童時的佝僂病、軟骨發育障礙、骨折、外傷、骨瘤等引起的後遺症，以及老年時的退化性關節炎。

有些幼童因鈣鹽不足，骨骼增生的軟骨不能正常地骨化，原有的骨質又出現脫鈣和吸收，因而骨質軟化，不能耐受重力作用。加上膝關節周遭韌帶鬆弛，失去對骨的支援和保護作用，遂發生小腿骨的彎曲變形，此即「佝僂病」，進而造成O型或X型腿。

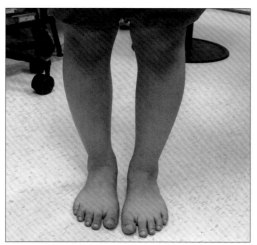

O型腿

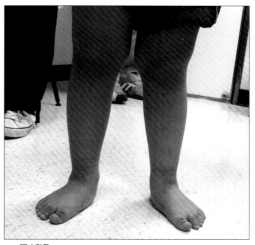

X型腿

這種骨骼的畸形會破壞膝關節正常的力量分布，使關節某一側所受的生物應力增大，而另一側就會相對減少。時間一久，還會引起膝關節行走時疼痛，關節活動受影響，易導致骨性膝關節炎。

股骨、脛骨、腓骨在膝關節側面有一定的活動幅度，因此內外側副韌帶就決定了膝內外翻的活動幅度，以及股骨與脛骨間的角度。如果內側副韌帶較短、較強，外側副韌帶相對較弱，那在內側副韌帶力量作用下，脛骨上端就會向外側傾斜，形成與股骨在內側的夾角。也就形成了O型腿。反之就形成了X型腿。

●O型腿和X型腿診斷標準

標準的腿型，腿要長、直，雙腳可並攏，放鬆時，大腿、膝關節、小腿和腳踝都能互相接觸。從側面看沒有明顯的前傾或者後仰。當兩足並攏、雙腿放鬆直立時，如果大腿、膝關節、小腿和腳踝其中任意一處不能靠攏或有縫隙，就算是有O型腿或X型腿的傾向。

判斷O型腿的程度，主要根據「常態膝距」和「主動膝距」兩個指標。「常態膝距」，指的是直立時，兩足踝部靠攏、雙腿和膝關節在「放鬆狀態下」，雙膝關節內側的距離。而「主動膝距」指的是直立時，兩足踝部靠攏、腿部和膝關節「向內用力並攏」時，雙膝關節內側的距離。

不論是孩童或成人都可以考慮利用醫學的方式來矯正O型腿或X型腿，矯正後不僅能健美體型，還能改善膝關節應力分布不平衡的狀態。情況不是很嚴重的患者，可利用一些復健方式或矯正運動矯正O型腿。當然，這是一個相當痛苦和長期的過程。

預防幼童的O型腿、X型腿

　　兒童成長到一歲半至三歲間，腿型會逐漸發育，有些會逐漸轉變為外翻，從外觀看起來可能會有點像是X型腿，不過除了彎曲的角度真的過大，否則都不必視為生理上的異常。隨著年齡增長，腿部的發育也會趨於正常的，家長可以不用過於憂慮。但有些家長還是很擔心幼童因為不良的腿型影響日後的走路姿勢，或是衍生出其它腿部上面的疾病。如果真的想確認幼童的腿型是否嚴重到需要治療的程度，可至醫院做一些檢測，例如利用X光檢查，否則只需在成長過程中持續觀察即可。

　　有時候幼童腿部彎曲的角度沒有變大，但是隨著年齡增長，卻合併出現其它的問題，例如坐或爬的動作，比一般正常寶寶落後許多。或是到了兩歲，走路時還是常跌倒等等現象，這樣也有可能是因為幼童在粗大動作上的發展較為落後。另外，少部分幼童的膝內或外翻，是因為家族遺傳的因素所致，如果父母親自己本身的腿型就有點內外八或O型腿的現象，小孩子出現類似的狀況，則屬於正常狀況，無需過於驚慌。

　　平時的觀察比一切檢查都重要，因此除了依靠醫師的專業檢查之外，還有幾個重點，是家長需要注意的：

　　一、主觀的感受：幼童因為腿部不適而叫痛的時間是不是很頻繁。

　　二、外型上的變化：幼童學走路的姿勢是不是很奇怪。

　　三、功能上的表現：即使學會走了，幼童還是常常跌倒，或是走沒幾步路就喊腿酸或是會痛等問題。

　　這些都是家長平日可以觀察的要點，只要發現不對勁的地方，最好還是到小兒專科仔細檢查一下。

高低肩

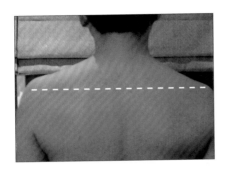

從正面看，有些人會有兩肩高低不齊，或由側面看，有些女性則會有胸部或骨盆一前一後的困擾，造成這種現象的原因主要有兩個，一是天生，二是外力影響。天生的骨骼結構性問題，像是脊柱側彎的問題，建議有這些困擾的患者應該要詢醫就診。外力影響而導致人體部分結構彎曲變形或拉傷，最常見的現象就是長時間單肩負重，或是單手提重物過長。如果是第一項先天骨骼發展的問題，自然不容易改善，但是如果是第二項，因為長期外力的不當壓迫所造成，就有矯正、改善的空間。

從骨骼及肌肉組織來看，人體的肩膀結構並非擅長於「負重」，而是提供手臂和手部可以靈巧動作的功能。如果長時間單肩負重，像是背過重的書包、公事包等，或者單手提重物，像是提隨身電腦等等，長時間下來，身體原本的肌肉組織平衡感便會被迫改變。為了承受負重，肩膀必須提供更多的力氣，而一旦將重物移去之後，肩膀已經習慣錯誤的施力結構，長期下來，便會造成單邊肩膀過高的現象。

預防這種現象最好的方法，就是戒除使用手或肩提取或扛負重物的習慣，盡量減少書包或公事包內的書本或隨身物品。每天出門和回家背帶在身上的東西如非必要，千萬不要拿「帶著比較安心」的理由，造成身體的負擔。

養成「公私分明」的作息習慣，不僅能提升在辦公室的做事效率，也能妥善在家中得到適當的休息，把沒處理完的公事帶回家，卻不一定能順利在家中完成，這樣既無法解決問題，又不能得到適切的休息，惡性循環的結果，只是徒增身心的壓力。建

議時常面對鏡子調整站姿，讓身體原本的結構記憶能恢復正常，逐漸改善肩膀一高一低的現象。

不少現代人的確工作上的需求或是某些個人因素，無法免除背負重物的困擾，那退而求其次的建議，就是盡量減少單肩背物或單手提物的次數，而且可雙邊輪流替換，以減輕單邊負重。

醫學小常識

柺杖不當使用，易造成高低肩

拄杖而立時，手部支撐的位置不可過高或過低，手握柺杖的高度大約在髖關節旁邊的「大轉子」最好。如果柺杖過短達不到支撐的效果，過長則會變成聳肩而造成肩部的壓力與不適，此外手握柺杖時，手肘應微彎十到十五度為宜。

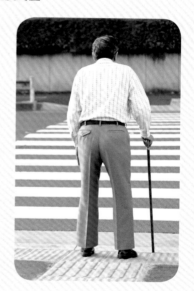

脊柱側彎

從一般人的正面來看，脊柱冠狀面應是一條中軸直線，但當脊柱發生病變時，脊柱可能會向某任一方旋轉、彎曲或凸起，而稱之為脊柱側凸症或脊柱側彎。在臨床上，頸椎、胸椎、腰椎均可能發生側彎的現象，而且由於胸椎與肋骨是構成胸廓主要骨骼，所以如果胸椎側彎，則軀體的畸形就會特別明顯，不僅會有肩膀高低不對稱的問題之外，還可能出現龜背、扁胸等問題，這些症狀可能會嚴重影響人體的心肺功能。

除了身體背負物體的重量和背負時間的長短問題，造成脊柱側彎的原因其實很多。好發於國小進入國中的青春期，也就是俗稱「轉骨」的時期，因為人體骨骼是在這段時期發展特別快速，所以脊柱會不會產生病變，在這段成長期是個重要關鍵。這時父母要特別注意小孩子的走路姿勢，當發現小孩走路或站或坐時兩肩會一高一低、有不明原因的駝背現象、或女孩子在扣裙子釦子時發現骨盆一高一低的現象時，都要有警覺。此外，臨床的病例證明，女性發生脊柱側彎的機率高過於男性。

在青少年骨骼的發展期，如果側彎的角度二十度以下，多採用觀察並以自身的姿勢矯正，如果角度在二十到三十之間，則需要穿「鐵衣」來預防惡化，直到骨骼定型。如果側彎的角度已經達三十度以上，就需要考慮開刀矯正以防造成其他身體的傷害。成年後的脊柱側彎通常就無法矯正，即使是「整骨」也沒有效果，所以脊柱側彎越早治療，效果越好。

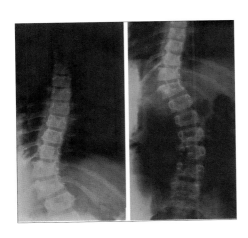

在所有脊柱側彎的病例中，以「特發性脊柱側彎」最常見，其次為「先天性脊柱側彎」及「神經肌肉性側彎」。特發性脊柱側彎是指無任何先天性脊柱異常或併有神經肌肉或骨骼疾病，卻產生脊柱有側彎及旋轉畸形，同時也是脊柱彎曲病變中最常見的一種，約佔了七成病例。其發病原因，以目前的醫學研究，有神經肌肉學說、脊柱架構學說、內分泌學說、姿勢平衡學說及遺傳因素等研究，不過真正發病關鍵尚未有明確答案。

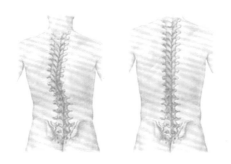

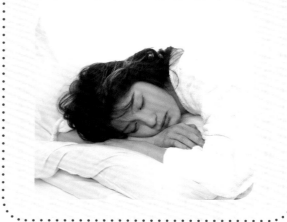

醫學小常識

長期睡姿不良，會不會造成脊椎變形？

通常十八歲以上的成年人，骨骼生長已定型。睡姿不良的結果頂多睡眠品質不好，容易腰酸背痛，除非是嬰兒、發育階段的青少年、脊椎曾經受傷的人或脊椎病變者，否則睡姿對脊椎的影響不致太大。一般來說，目前醫學界對脊椎側彎的原因尚不清楚，所以很難斷定是什麼情況造成脊椎的側彎。至於究竟該如何判斷脊椎是否側彎呢？建議從人體背後來觀察前彎腰時脊椎的排列，正常的脊椎應該是垂直成一直線的，如果脊椎呈S形恐怕不太妙，這時就該找醫師診療了。所以從小就養成正確的睡姿，除了睡得舒服外，還可常保身體健康呢。

腰酸背痛的治療方法

一、冷療（冷敷）：具有止痛，消炎與消腫的作用，所以在急性背痛之初一、二天可用冷療，可以降低紅腫發炎的程度。一般冷敷的時間在五至二十分鐘之間，即可休息一段的時間，再次冷敷，反覆進行，溫度不需太冷，太冷可能導致凍傷。

二、熱療（熱敷）：可以增加局部的血液循環，以提供充分的養份，並盡快帶走廢物，因此能加速組織的復原。熱療適用於慢性或急性背痛第三天起，不僅緩解疼痛且同時促進組織的愈合，熱敷時間一次約二十至三十分鐘即可，一日可進行三至四次。

三、臥床休息：通常臥床休息數日可減輕疼痛。

四、藥物治療：常用的藥物包括：單純止痛劑、非類固醇消炎止痛劑、肌肉放鬆劑、鎮靜劑及抗憂鬱劑等。藥品則應由醫師處方，勿亂服成藥或偏方，以免產生不當後遺症。

五、牽引：利用牽引拉長及放鬆脊椎旁之肌肉與韌帶，使椎間孔變大，或形成負壓促使突出之椎間板回復原位。如此得以減輕椎間軟骨，骨刺或是發炎組織對神經的壓迫。

六、背架及束腹：

　　1、限制脊椎活動以利脊椎休息。

　　2、減輕脊椎及背部組織的壓力而達減輕疼痛的目的。

　　3、通常有脊椎滑脫或壓迫性骨折會建議急性期使用背架，而急性厲害的軟組織疼痛會建議短期使用束腹，待症狀緩解就不用了。倚賴背架久了很容易造成腰部肌力變差，在病情允許之下，必需輔以腹肌與背肌的強化運動。

七、手術：當病患在嘗試前述保守性療法均無效時，病情有惡化趨勢，則才考慮接受手術治療。

駝背

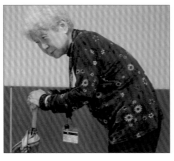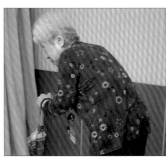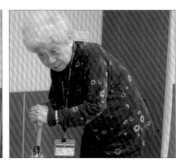

　　駝背是常見人體姿勢不良所造成的現象，發生的原因包括因外傷所引起的毛病，或是經常需彎著腰工作的人，也會因工作過度而造成退化性的腰椎毛病，最後造成胸腰椎變形，並常有腰痠背痛的現象。病患本身因工作所造成的腰痠背痛，可能因背肌長期受到異常張力，或無法維持正常生理的弧度曲線，而讓肌肉處於一個長期疲乏的狀態，也是造成駝背的因素之一。另外骨骼畸型造成的駝背類型有以下幾種：

　　一、僵直性脊椎炎：顧名思義是脊椎骨非常的僵硬，較嚴重的病患甚至會常出現駝背的併發現象，更嚴重的，甚至連轉動頭部都有困難。

　　二、骨質疏鬆：這種情形多發生於高齡患者，因為骨質疏鬆，致使椎體容易造成壓迫性骨折，而產生的駝背。最常見於老年人的軀幹慢慢彎曲而駝下來，主要是因為鈣質流失的關係，會伴隨腰痠背痛的情形。

　　三、脊椎的結核病：造成的原因是結核菌就由血液從肺部跑到脊椎骨，進而破壞了脊椎椎體，尤其是孩童時期有曾罹患過骨結核的案例。受感染的椎骨無法再生長，但是其他部分的脊椎卻持續成長，所以當小孩隨著年齡增長，背後的脊柱就會慢慢呈現出駝背的現象，胸腔的前後徑也變得

很大，造成的結果就是個子長不高。在以前醫藥不發達時，這樣的病例很多，可是科學進步而且營養豐盛的現今，此類骨結核就已經不常見了，但結核病仍然是不能輕視的問題，不得不加以注意及防範。

四、先天性脊椎發育不良：是一種先天脊椎側彎或駝背症，這些人的脊椎骨經常會呈現上下相連，或是缺少某段骨節的情形。

過分的駝背或者脊椎彎曲都除了體態上不雅的視覺感受之外，如果有胸椎過度彎曲的情形，可能會增加胸腔前後徑，使呼吸不順暢。除了先天性或重大外力所致的駝背難以診治，及少部分病患需要靠藥物或手術矯正之外，大部分姿勢不良造成的駝背都可以預防的。

醫學小常識

青春期女生的駝背問題

青春期女生常發生的駝背，主要原因在於心理上還無法適應「胸部」長大的現象。因為擔心別人異樣的眼光或是苦於被同學拿來開玩笑，因此不敢挺胸，而造成駝背。如果不改正心態來面對自己的成長，惡性循環的結果，就會隨著胸部持續成長，而更加重駝背的現象。

這種問題在初期時，只要讓患者調整心態，然後將背部和腰部恢復正確位置或姿勢，通常就可以改善駝背的現象。

圓背

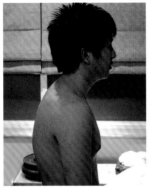

圓背是指上背部向後成半圓形突出，也稱為「寒背」。圓背的人，從側面可以見到他的胸椎向後均勻地突出成一個弧形，兩肩及頭部都有前傾的現象。輕微者通常只影響視覺上的美觀，無損於生理功能，但嚴重者會有呼吸功能障礙，甚至會引起上背痛。圓背依發生原因可區分為二種：

一、少年性圓背：發生的原因有（一）背肌發育差；（二）讀書寫字用的桌子過矮過窄或字體太小、光線不足、或有近視，以致讀書寫字時經常彎腰弓背；（三）遺傳上體形的特點。

二、功能性圓背：由於勞動或運動時，身體經常向前傾，日久而造成圓背。

三、老年性圓背：由於椎間盤組織變性，背肌萎縮變弱，不能充分支援脊椎，使胸椎前彎程度增大而成圓背。

圓背是可以預防的，尤其是少年性圓背。適當調整桌椅高度大小、鼓勵學童多參加體育運動都可改善。如果已經發生圓背的症狀，則可利用醫療性體操矯正，其主要目的是增強背肌、挺伸軀幹和伸展胸廓。除體操之外，游泳或蛙泳都有幫助。

青少年骨胳有機物成分較多，這樣的骨胳韌性較好，具有較大的可塑性，若不注意坐立行走的姿勢，就容易發生變形。例如寫字時趴在桌上、上課聽講時不坐直、走路不昂頭挺胸，總是低頭看著地等，或在同齡孩子中屬於高個的同學，總是習慣性彎著腰，時間久了，自然面就很容易形成圓背。

一般有圓背的病人都有肩頸酸痛的徵狀，他們大多數都知自己的身體發生變化，但不曉得如何從姿勢上改變壞習慣。最常發生的情形是在不知不覺中失去支撐背部的力量，有意識地挺直背部，只能維持一段時間，之後會感到疲倦，必須垂下上背才舒服。

因為圓背患者長時間低頭工作或讀書，引發頸部及上背肌肉疲勞。背部肌肉及肌腱變得緊張及僵硬，也容易造成肌肉、肌腱、韌帶及神經受壓，而產生疼痛的感覺。想要改善背部肌肉勞損的問題，必須進行上背伸展及強化運動，才能真正糾正圓背的情況。

這類問題會隨時年齡增長更加惡化，還可能造成骨刺、使脊椎退化。當脊椎嚴重彎曲或壓迫到神經，會導致身體其他部分出現痛楚，還會引發頭痛、胸骨變形、影響心肺功能等問題時，就必須接受矯正治療。

市面上有販賣某些矯正器，例如背部加硬板的背帶，雖然有暫時矯正的效果，但只是治標不治本，要避免圓背發生，最好還是保持正確的姿勢，並靠運動訓練肌肉。建議養成定期脊椎檢查，早期發現早期矯正，以保持身體健康。

小腹突出與骨盆前傾

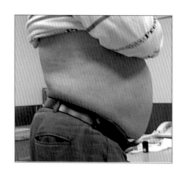

從身體側面的S型脊椎曲線來看，頸椎的部分這個曲線應該是輕微的往身體前面凸；在胸椎的部分往後凸約為四十度左右；在腰椎時則又往前凸約四十五度左右；到了骨盆，也就是薦椎骨時往後凸。從這一標準曲線來看，如果胸椎後凸度超過五十度以上，就可以看出明顯的駝背現象。在腰椎的部分，有些人因為脂肪的囤積或是姿勢不好，肚子往前凸，就屬腰椎不正常往前凸，這種狀況常見於孕婦或有啤酒肚的中年男士。

有些人的體重雖然在正常範圍內，但是全身的肥肉似乎總是集中在腹部。從人身體結構來看，女人的脂肪容易囤積再臀部，而男人容易囤積在腹部，因此就會讓腹部和腰部看起來特別厚。不論男女，有這種「中

廣」現象的人，通常是吃飽飯後就坐著，或是習慣一次吃的很多，而且平時坐著比站著的時間多。這種情形最容易在許多中年男人身上看到，若加上長期喝酒應酬、缺乏定期適當的運動，就更難避免。

有些父母抱小孩的時候，經常會不自覺地將小腹突出，或有些人坐姿不良，坐著的時候習慣將身體攤在椅背上，這樣會不自覺將後腰部騰空，造成小腹往前突出。小腹突出不一定全是肥胖所致，除了因脂肪堆積所引起的「肥胖性小腹」，有因骨盆前傾而導致的「非肥胖性小腹」。

根據臨床資料的分析發現，高達六成左右的女性有骨盆前傾現象，伴隨而來的就是小腹以及加重下背部及頸部的負擔，引發其它骨骼肌肉方面的健康危機，像是下背部疼痛或肩頸痠痛。「腹肌無力」、「臀大肌無力」、「骨盆前傾肌肉延展性異常」是導致骨盆前傾的三大主因。

骨盆前傾自我檢測法可請別人從側面看腰部及臀部的曲線是否彎度過大？或平躺於床上，看看腰部是否懸空？且與床面的距離是否有如雞蛋大小般的空間？如果有上述情形，就可能有骨盆前傾的問題。

想更進一步了解自己是否有非肥胖性小腹（骨盆前傾）的問題，可透過「骨骼肌肉檢測」，詳細了解受檢者現存的骨肌問題、工作型態及慣性動作，再進一步分析其BMI與腰臀比等身體組成。從各角度來分析其姿勢問題，針對個人的肌力、柔軟度及關節活動度等進行理學檢測，最後再針對個別需要，給予建議及調整，以最正確及有效的方式，改善骨盆前傾的困擾，調整體態。

女性朋友倘若發現自己的BMI值低於25，腰臀比也正常（女性正常值介於0.7-0.8），可是小腹卻怎麼減都瘦不下來，如此的情況就很有可能是骨盆前傾，建議應及早尋求專業的骨骼肌肉檢查，以進行妥善的調整治療。

骨盆前傾的預防應從調整日常生活的各種姿勢做起，平日有穿高跟鞋習慣的女性，每日穿高跟鞋的時間最好不超過兩小時，而且鞋跟高度以三公分以下最為恰當，不宜長時間穿著過高的高跟鞋。站立時應隨時提醒自己要縮小腹；行走時應盡量將隨身較重的背包至於身後，這樣可以將骨盆重心後移。避免久坐及跪坐，且每坐一小時就應該起身休息，活動一下。平常可做單腳向後抬腿、半仰臥起坐等運動，強化骨盆並預防前傾。

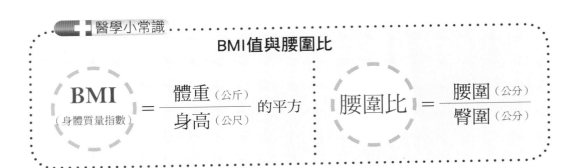

■ 醫學小常識

BMI值與腰圍比

$$BMI_{（身體質量指數）} = \frac{體重_{（公斤）}}{身高_{（公尺）} 的平方}$$

$$腰圍比 = \frac{腰圍_{（公分）}}{臀圍_{（公分）}}$$

胸部下垂

有些有健身習慣的女性，在減去一身贅肉後，卻發現胸部變小，甚至有下垂的現象。這是很難避免的問題，因為女性的乳房組織架構有四分之一是由脂肪構成，因此即使在自然狀態下，也是會隨年齡增長受到地心引力影響而下垂。

乳房中的脂肪含量可上升至百分之七十五左右，藉由運動的確可達到減脂功效，但不可避免地胸部的脂肪會減少，胸型自然就會減小。長期做一些強度大的跑跳動作，應使用適當的運動型內衣，保護胸部。不過並不是每種運動都會造成胸部變小或下垂，像游泳就是一項既能減肥又可塑胸的運動，因為水的壓力能鍛鍊呼吸肌與胸肌，以水的浮力能減少地心引力的影响。

行走或站與坐立時，背部應挺直；睡眠時應採用仰臥位或側臥位，不要俯臥以免壓迫胸部的肌肉。平日多做深呼吸，使胸膊得到充分發育。而在穿著上，應該穿戴合適的胸罩，讓胸部襯托到合適的位置，以減少地心引力、外力或跑跳引起應力的作用。

最後要提醒讀者，坊間有許多美容產品大力鼓吹能夠「立即」緊緻肌肉，馬上達到有效的提胸翹臀的效果，這些都是非常有待商榷的廣告宣傳。因為人體都無法完全排除地心引力的影響，真正有效的對治方法，是養成適時適度的運動習慣，隨時保持肌肉的彈性和韌性，自然就可減少或改善胸部下垂的情形了。

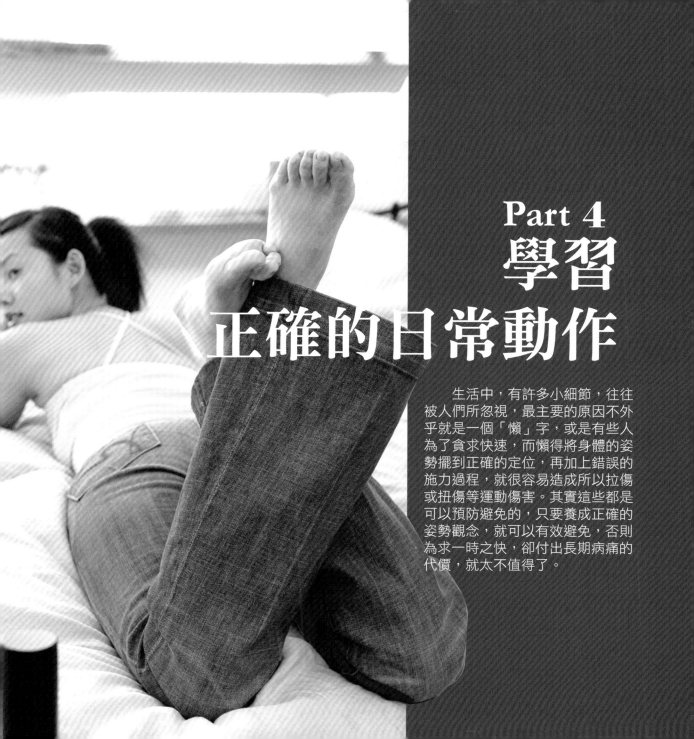

Part 4
學習
正確的日常動作

　　生活中，有許多小細節，往往被人們所忽視，最主要的原因不外乎就是一個「懶」字，或是有些人為了貪求快速，而懶得將身體的姿勢擺到正確的定位，再加上錯誤的施力過程，就很容易造成所以拉傷或扭傷等運動傷害。其實這些都是可以預防避免的，只要養成正確的姿勢觀念，就可以有效避免，否則為求一時之快，卻付出長期病痛的代價，就太不值得了。

日常動作的各種情況

　　很多人在日常生活中都有腰痛的經驗。像洗臉、撿拾物品等需要彎下上半身的動作，對腰部會造成很大的負擔。若動作錯誤，重複多次後腰部當然會在不知不覺中受到傷害。了解正確的日常動作，是讓身體養成良好習慣的最好訓練。

　　早晨起床彎腰洗臉時，腰部的肌肉依然僵硬，很容易發生椎間盤突出的狀態。在廚房清理碗盤也是同樣的情況，只要稍微彎屈膝蓋，臀部微微翹起就可以預防。不管是為了擁有好看的姿勢或為了健康，都要努力學習這種正確的行動方式。

　　在許多運動場上，時常可以看到運動員會有「雙手插腰」在一旁喘氣休息的情形，其實這也是一種讓腰部放鬆的方式，主要是雙手放在骼骨上，然後利用手的重量向下伸展腰部的肌肉，以利於放鬆腰部的壓力。

　　久站的人每小時至少坐下休息片刻，而休息時盡量坐下或者躺下，並做一些伸展下肢、背部的伸展運動。如果因為工作原因，無法坐或躺下休息，在站立時將身體的重心稍微傾靠牆壁或物體，可後靠、前靠或側靠，但要注意倚靠物體的穩定性。

● 站立的方式

長時間站立時，二腳腳跟靠攏，會讓臀部肌肉收緊，若腳張得愈開，只會讓臀部鬆弛，變得更外擴。假如想讓臀部結實，最好靠攏腳跟，腳尖打開，上身保持直立，使身體達到最穩定的狀況。

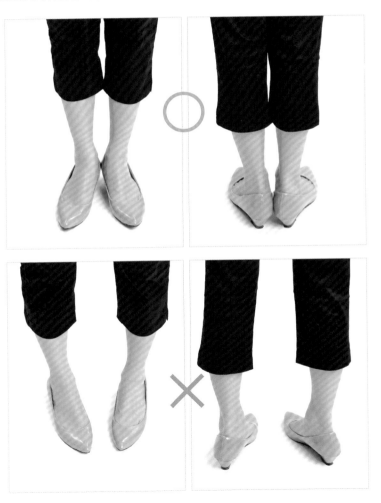

● 提舉、持抱重物的方法

　　彎下腰預備提舉重物時，兩腿應分開，然後預測是否有能力使用雙手提舉，接著腰部應保持直立並發力，然後以重物貼近身體的方式手臂用力提起，以分散腰背的壓力。彎腰抱小孩的情形也一樣，並以膝與髖關節屈曲取代腰的彎曲。

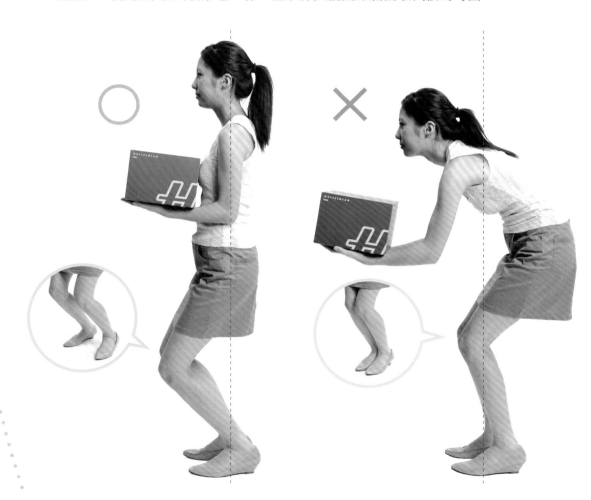

● 撿東西的方法

　　撿東西時,應先走向欲拾起的東西,然後蹲或單腳跪下來撿,切勿貪懶,直接彎下腰或是伸長手臂或身軀去撿,尤其如果想要撿起的東西稍有重量的話,就更容易有拉傷腰背肌肉或肌腱的機會。

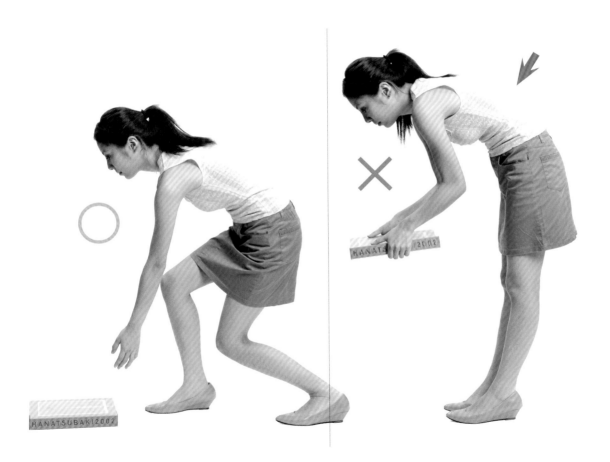

● 行走時的腳掌受力

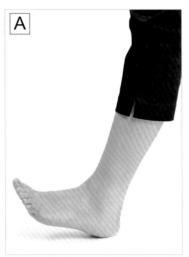 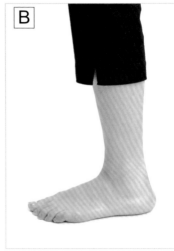 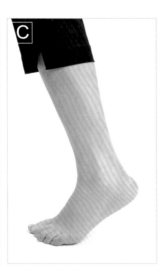

　　凡是與站立、步行有關的動作，都由雙腳的掌支撐全身的重量，若踏步時，不能有效地分散壓力，就會讓腳和膝蓋耗損嚴重。正常的方式是腳跟外側先著地，腳掌整個踏平抓地，由足弓吸收人體下落時地面的反作用力，最後離地前腳掌會向內翻轉的動作，大腳趾負責主要前進的推力。

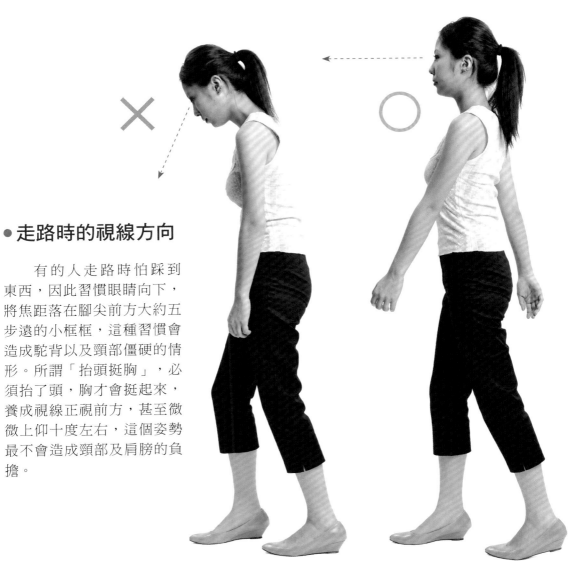

● 走路時的視線方向

　　有的人走路時怕踩到
東西，因此習慣眼睛向下，
將焦距落在腳尖前方大約五
步遠的小框框，這種習慣會
造成駝背以及頸部僵硬的情
形。所謂「抬頭挺胸」，必
須抬了頭，胸才會挺起來，
養成視線正視前方，甚至微
微上仰十度左右，這個姿勢
最不會造成頸部及肩膀的負
擔。

● 走路時視線看向遠方，盡量與地
　平保持水平。

● 穿鞋子的方法

　　正確穿鞋子的姿勢，應該坐下來，挺直腰抬起腿，以鞋就手。不要彎下腰，以身體來遷就鞋子。

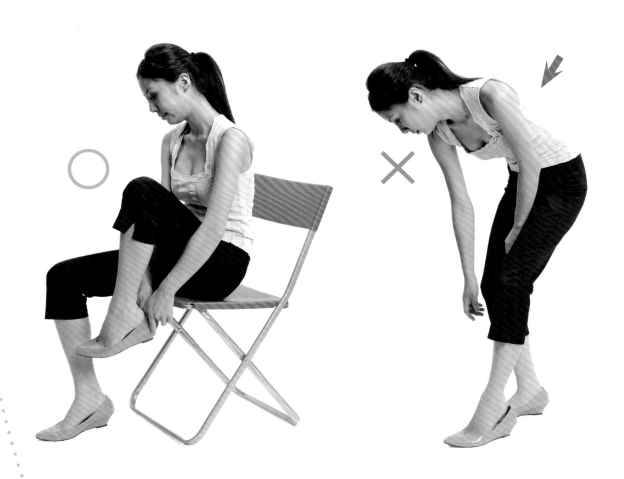

● 抱重物的方法

　　抱東西愈靠近身體愈好，重量不可太重。抱的東西太多、離開身體太遠會造成彎腰或讓腰部更費力，應該要將過重的東西分開來抱。

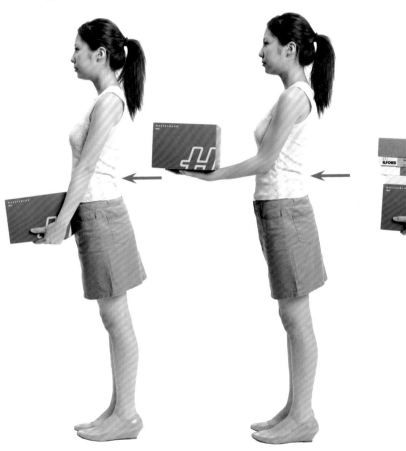

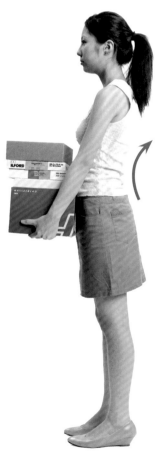

△ 將物件盡量靠近身旁，　　　△ 若物體與身體重心距離　　　△ 不要一次抱舉過重及過多物
　保持腰背挺立。　　　　　　　較遠，力臂較長的話，　　　　件，建議分批少量進行搬
　　　　　　　　　　　　　　　對腰部的負荷也較大。　　　　運較好。

● 穿高跟鞋的風險

　　人類是以雙腳走路的動物，重心本來就比較高，尤其是站著的時候。所以需要藉由人體特殊的結構與肌肉的控制平衡重心，如果身體保持較高的重心，就比較不穩，且要花費更多的體力來維持平衡。身體重心過於前傾，為了維持身體直立的姿勢不往前跌倒，下背的肌肉需要使力，時間一久易造成背痛。

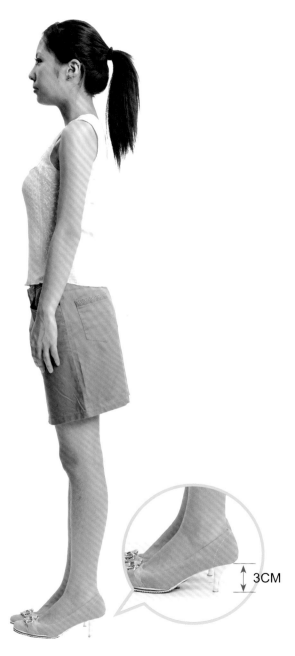

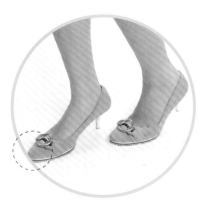

● 若一定要穿著高跟鞋，適當的高度最好不要超過三公分，並選擇前端寬頭設計的鞋款，讓腳趾頭有充足活動的空間。

3CM

● 爬樓梯的方法

　　上下樓梯的動作，會對膝蓋前方的臏骨產生很大壓力，特別下樓梯的壓力又比上樓梯高出兩、三倍，如果本身大腿肌力不強，久而久之容易使臏股骨關節發炎、受傷，出現膝蓋疼痛的情況。建議可藉助扶手分散力量，減輕負荷。上樓梯時應放鬆膝蓋，足尖稍微向外，讓足尖先著地，背脊挺直，盡量垂直於地面，分散小腿壓力至腹部、背部及髖關節。下樓時身體要隨著腳前進，不宜太快，才不會傷害肌肉肌腱、韌帶與軟骨。

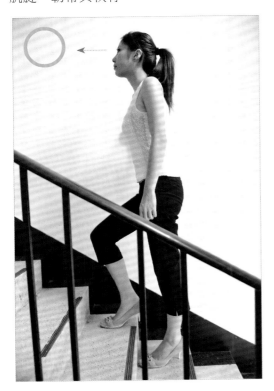 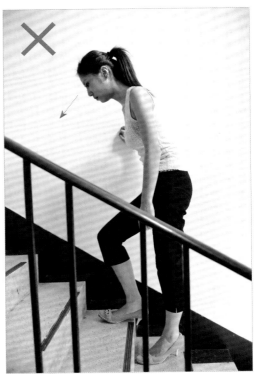

兒童常見姿勢問題

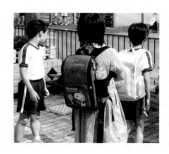

　　「書包過重」而造成的站姿不良，是目前台灣學童普遍面臨的姿勢上的問題。雖然書包的業者在產品的改良上有越趨於人性化的考量，像由早期的單肩側背改成雙肩後背，而近來更是推廣「後拉」式的行李型書包，不過這些都治標不治本，要根除學童因為書包過重產生的斜肩與脊椎歪斜的問題。

　　從小養成抬頭挺胸的習慣是很重要的，抬頭具有向上牽引的力量，能減輕頭部下壓胸腔的重量。正確的抬頭角度不能太高，下巴不上抬也不下頂，而是與地面保持水平地向後移內收。小朋友坐在書桌前讀書時，常因時間一久而鬆懈，出現以手支撐下巴或將下巴放在桌面上的不良姿勢，除了導致近視，更會因為腰部沒有貼著椅背、缺乏承托，造成上半身與頭頸過度前傾等情形。長時間維持不良的姿勢，讓肌肉緊繃、韌帶張力疲乏、血液循環不良並壓迫神經，所以肩膀和脖子很容易痠痛，更嚴重還會造成脊椎側彎。

　　研究發現，越來越多學童，因長期閱讀或學習樂器等，容易發生膏肓痛，膏肓位置約在背部兩肩胛骨與脊柱中線間。這是因長期姿勢不良、彎腰駝背或長期懸空雙上肢，造成頸部屈肌過度使用或緊繃。膏肓痛發生時，常伴隨頭痛、肩頸疼痛、背痛等症狀。改善之道在於保持肌肉不會長期處於緊繃狀態，重視生活保健並維持姿勢端正。

　　正確的姿勢也許沒辦法短時間修正過來，但可以藉由多次的調整，漸漸養成身體的慣性。近來有一種掛在耳朵上的警告器，會自動感應身體傾斜的角度，如果超出合理範圍便會發出聲響提醒。父母必須從小灌輸孩子正確的觀念，並時時注意與提醒，才能避免姿勢不良造成孩子的發育問題。

老人常見姿勢問題

　　人類的器官在老年期因為身體機能自然退化，使得肌肉與骨骼的支撐力下降。尤其是骨盆、髖關節、膝蓋和腳踝，必須承受全身的重量，所以耗損的程度也會比較大。脊椎和骨盆，除了在行走時需要支撐上半身的力量之外，不論站立或坐著都處於受壓的情形，當發生問題時，身體會利用其他部位來輔助支援，時間一久，身體用力的方式和施力的肌肉會改變，產生偏差且養成習慣。經過一段時間之後，身體才會產生警訊。長期受力錯誤，使得脊椎的弧度、關節和骨骼變形，造成老化、骨刺等問題。

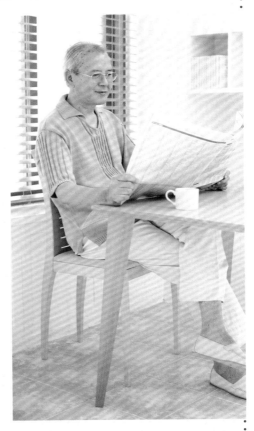

　　除了物理性的原因，因病痛產生的姿勢不良也很常見，例如椎間盤突出症和退化性腰椎症候群，都會刺激或壓迫到腰椎的神經根，造成坐骨神經痛。這種疼痛會牽引到腿部，造成腳痛，甚至小腿或腿部都會有麻木感。嚴重的會因肌肉無力、萎縮，造成姿勢不良，想要改善必須配合疾病治療。

　　駝背是老年人最常面臨的問題，為了減輕駝背所造成行走時身體的壓力，枴杖便是最常使用的輔助工具。但是長短不當的枴杖也非常容易會造成老年人在姿勢上的問題。如果枴杖過長，容易造成聳肩；相對的，過低的話則會造成肩部向下傾斜。

　　想防止因老化造成的姿勢問題，必須加強維持背部、腹部、下肢的韌帶與關節柔軟度，強化肌肉訓練，減少過度疲勞和壓力。

男性常見姿勢問題

　　對於上班族的男性來說，隨身攜帶「筆記型電腦」的重量往往是造成站姿不良的主要因素之一。雖然科技的發展，筆記型電腦的重量也有減輕的設計趨勢，但若習慣使用側肩背公事包，長時間單肩扛背著重物，非常容易造成向上聳肩的習慣。除了調整背公事包或提背包的姿勢之外，解決之道是盡量減輕重量。

　　久坐易造成下半身血液循環不良，形成靜脈曲張的問題，這樣的問題不論男女都會發生，但男生的風險在於影響生育功能。長期久坐不動，會造成盆腔、盆底局部充血，壓迫前列腺。前列腺對溫度十分敏感，若坐墊太軟使臀部陷進去，陰囊被包圍受壓就不能正常調節溫度。

　　男性較有機會搬運重物，若因姿勢不正確地重複且過度使用腰部肌肉，會常常閃到腰，造成椎間盤突出症和背痛，這種情形常見於搬重物、提重物等經常從事負重的勞力工作者。椎間盤是位於上下兩塊脊椎骨間的緩衝墊，功能有如汽車的避震器一般，可吸收調節脊椎所承受的壓力，避免脊椎椎體受傷。

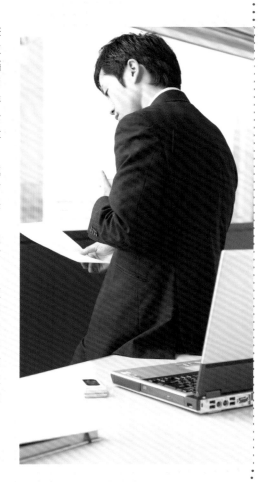

女性常見姿勢問題

部份青春期發育中的女生會對於身體的發育變化產生憂慮甚至是排斥，所以很容易產生過渡型的駝背現象。這種問題最直接有效的改善方法，就是加強心理輔導，讓有這些困擾的女生能盡早接受生理變化，調整駝背的動作。

女性另外一個常見姿勢上的問題，是孕婦會面臨的困擾，因為長達將近一年要挺著肚子生活，不論坐臥行走，都是相當大的負擔。這段時期容易造成骨盆和腰椎的前傾，所以隨時注意背與腰部的受力，盡可能讓背部和脊椎得到適當休息。這種情形應該在分娩之後就可以獲得緩和。

高跟鞋的設計不符合力人體力學，經常造成腰椎、骨盆及頸椎等問題。從正常身體結構來看，身體重力線應該如同一條直線，從耳垂、肩膀、髖關節、膝關節前到踝關節前該在同一條線上。穿上高跟鞋後，身體重心會向前移，為了防止跌倒，身體為取得平衡會將上半身往後移，造成脊椎過度後屈。因為重心的改變與調整，膝關節處於完全伸直鎖死的狀態，使得膝關節後側磨損退化。

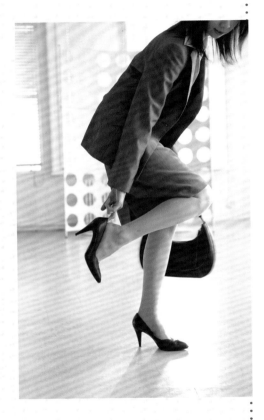

開車族常見姿勢問題

對於有長時間開車需求的人來說，準備一個合適的「腰靠」是非常重要的，因為合適的腰靠可以減少腰椎在開車時間的受力。坐椅的高低盡量適中，大腿不要完全貼放在椅墊上，大腿與椅墊前緣最適當的距離是一個可以平放手掌的空間距離。

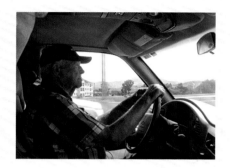

另外，椅子與方向盤過遠的話非常容易造成「圓背」的不良姿勢；相對的，如果過近的話，雙手可以轉動的角度便小了，因此會造成身體操控方向盤的不便。

開車時的坐姿，應該要注意雙腳與肩同寬。許多人會因為坐得太舒服，而讓雙腿呈外擴姿勢，尤其是男性駕駛員。長時間讓大腿外擴會造成骨盆肌肉與髖關節外旋，致使梨狀肌緊縮而造成「梨狀肌肉症候群」的困擾，更嚴重還會造成坐骨神經痛。

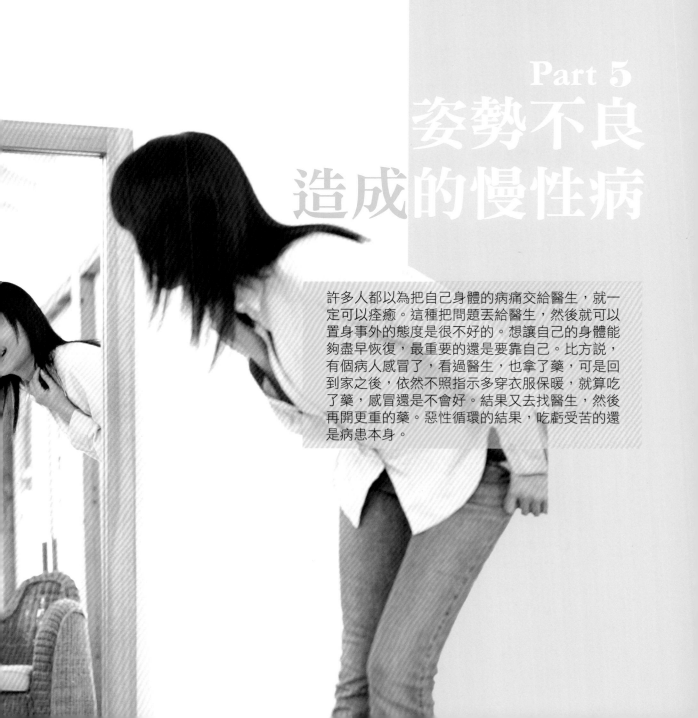

Part 5
姿勢不良
造成的慢性病

許多人都以為把自己身體的病痛交給醫生，就一定可以痊癒。這種把問題丟給醫生，然後就可以置身事外的態度是很不好的。想讓自己的身體能夠盡早恢復，最重要的還是要靠自己。比方說，有個病人感冒了，看過醫生，也拿了藥，可是回到家之後，依然不照指示多穿衣服保暖，就算吃了藥，感冒還是不會好。結果又去找醫生，然後再開更重的藥。惡性循環的結果，吃虧受苦的還是病患本身。

告別痠痛真簡單

有些喜歡「逛」醫院、「換」醫生的人，應該改變自己對健康的態度。許多身體的酸或痛，不一定有辦法在問診或檢查中知道問題的原因所在，因為可能病理上沒問題，只是姿勢不良或用力不當所造成的急性短期或慢性長期的不舒適而已。

● 下背痛

下背痛就是俗稱的腰痛，基本上，背部肋骨下緣以下的疼痛，皆可歸為下背痛。下背包含、臀肌、腹肌和腰肌等數種不同肌肉群，主要功能是穩定脊椎、挺直腰桿並支撐身體上半身的重量。寬廣的五塊腰椎負擔人體大部份重量，因此也是最可能發生背痛之處，尤其是下方第四、五腰椎處最易產生「下背痛」。

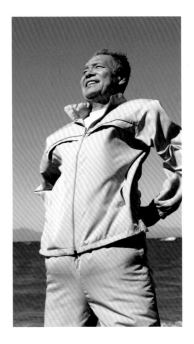

腰椎所受的壓力主要來自體重、肌力和外力。其中外力主要可分為「垂直壓力」和「水平的剪力與扭力」。垂直壓力落在「椎間板」上，對抗水平的力效果不佳，因此還需要依靠腰椎四周的韌帶和肌肉抗衡外力。比方說，一個體重七十公斤的人輕鬆站立時，腰椎承受的壓力約為七十公斤；正坐且不靠背時，腰椎要承受的約為一百四十五公斤；坐著而向前傾約二十度時，腰椎可以測出的壓力則將近兩百公斤；平躺時，所測得壓力最低，約二十五公斤，如果兩膝關節與髖關節彎曲成九十度時，則因為髂腰肌作用降低的緣故，更能減輕腰椎的負荷。當下背痛發作且非常劇烈時，應立即躺平，在膝蓋下墊個枕頭，以緩衝腰椎所受的壓力，即可減低疼痛。

由此可知，腰椎隨時都得要承受來自各方的壓力，如果再加上平日精神壓力或

睡眠不足、運動或工作傷害、以及姿勢不良、用力不當、脊椎病態和老化等因素，其實往往在不留神之際，下背痛就纏上身了。

　　肌肉骨關節引起的下背痛是一種很常見的症狀，雖然不會影響生命安全，卻會減低生活品質。任何治療或醫師的診斷其實都只是指導或救急性質，尤其是軟組織性的下背痛，長期唯有靠自己，才能把下背痛治好。最重要的是預防勝於治療，平時的生活起居都要養成良好的姿勢，同時要養成適當運動的好習慣。

▎醫學小常識

「下背痛」的分類

一、結構性或神經性病症

Ａ 椎間盤突出症

　　年輕人的下背痛或坐骨神經痛等疾病中，此症占很大比例。椎間板周邊的纖維環因據烈活動造成破裂，導致中間的髓核向後突出，產生局部的下背痛，且大多只患一側，若壓迫到神經根，會引起坐骨神經痛。剛開始時可能因為抬重物或某一特定動作突然發生背部劇痛，患者多認為是閃了腰，休息幾天就沒事，但是以後每次姿勢不對就反覆發生，終於有一天疼痛由下背部慢慢擴散到臀部，大腿外或後側，甚至延伸到小腿或足背或足底部。中壯年人也容易得此病，年過六旬以後椎間板則因老化退化含水量降低，髓核容易發生向後凸出而引起坐骨神經痛。此病症經休息、服用止痛藥及接受腰部牽引，至少百分之八十以上病患，在三個月內病情會逐漸好轉。如果病情未見好轉，甚至惡化，則應考慮使用手術治療。

Ｂ 脊椎滑脫症

　　脊椎滑脫最常發生在第四、五腰椎間，疼痛部位在後下背部兩側，大腿，甚至小腿。病患常在站久或走久就開始痛，一坐下來或蹲下來疼痛就逐漸消失。一般而言，如不是很嚴重可穿背架，腰部牽引復健，並加強腹背肌肌力等，可得到長期的效果；如果嚴重，只有靠手術作脊椎固定術了。

Ｃ 脊柱側彎症

　　多見於青春期的男女青少年就發生，特別是女生。

D 脊柱壓迫性骨折

常發生在年紀大的老人，因不小心滑倒或跌倒引起。

*上述各病症均可用醫療儀器或醫師可正確找出病因。病患可在醫師指導下，進行治療，病情多可改善。

二、軟組織病症（肌肉、韌帶問題）

A 神經官能症

病患疼痛的範圍從頸椎到腰椎，不僅整條脊柱會痛，亦常常擴及到兩側背部，各種療儀器檢查不出病因，但病患卻苦不堪言。此症多與心情緊張、沮喪、憂鬱、與工作不如意等壓力關係密切。治療時常常深入瞭解病患心病所在，最終還是要靠病患自我的力量，才能痊癒。

B 急性背肌拉傷

就是指「閃到腰」，拉傷的肌肉常有明顯的壓痛點，也有肌肉痙攣的現象，腰部活動時常發生誘發性劇痛，這種的傷害不必特別治療，只要適當休息或服用幾天的止痛藥，熱敷或泡熱水澡即會慢慢地好起來。

C 局部疼痛

疼痛部位局限於腰部某一部位，對按壓敏感，一按壓就引發該處痛外，有時痛會傳到某些區域，此多為軟組織受傷引起。

D 慢性背痛症候群

疼痛達半年以上，患者陷入循環疼痛之中，而且無法痊癒，排除心理因素，應從自身的工作姿勢、日常生活負重習慣以及睡眠，甚至自身健康體能狀態來了解起，進而改善，再配合適當的治療，才可能完全痊癒。

● 肩頸酸痛

常見的肩頸痠痛是從後腦到後背經常覺得肌肉緊繃，轉頭與抬手時都會有不適感。用力按壓痛處時，身體其他部位會有連帶隱隱作痛的感覺。或總覺得頭很重，

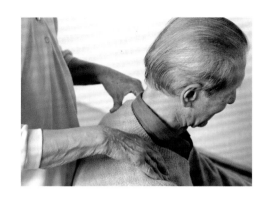

常不自覺垂下，若是坐著不動時不用手撐著頭就不舒服。嚴重時還會伴隨頭痛、頭暈、耳鳴及眼漲等情形。

頸椎是頭骨和身體連結的器官，負責支撐頭部，並讓頭部、脖子與肩膀能夠隨心所欲地運動。如果頸椎受傷，會造成四肢癱瘓，甚至有生命危險。它的結構非常脆弱，任何不正確的坐姿、站姿、工作或動作，都很容易加速頸椎的退化，產生麻痺、無力或肌肉萎縮的後遺症。

不少人曾有過清早起床後，肩頸胛痠疼、僵硬的經驗，大多數人會忍一下就算了。不過臨床發現，由於肩頸胛痛的初期症狀與「落枕」極為類似，所以常被一般民眾忽視，若延誤治療會持續惡化，甚至造成肌肉萎縮、手指麻痺、無力等嚴重後遺症，不可不慎。

在過度疲勞及長期維持不良姿勢等情形下，出現脖子僵直、疼痛、轉動不靈活的情況，使得上背疼痛不已，且手臂痠麻，一般人都以為這只是扭到脖子，或是太疲勞、工作太累等一些慢性軟組織原因所引起。但是頸椎粘連或退化性變化，再加上意外傷害導致頸背部受傷，往往是肩頸酸痛的重要原因。

最易罹患此症的族群中，又以從事電腦工作者、家庭主婦、長時間靜態工作者居多，不過有些長時間沉迷於電腦遊戲的人，罹患機率更是高於一般人。

至於預防肩頸痠痛的最佳方法就是導正不良的坐姿、保持良好的工作習慣、減輕工作量，最好每工作四十到五十分鐘後，能站起來伸展活絡一下筋骨，以放鬆頭、頸、肩部肌肉，或是換個坐姿，避免肩頸胛肌肉緊繃，受力不均，壓迫神經，導致疼痛。

●五十肩

　　五十肩又稱冷凍肩、凝肩，學名是「肩關節周圍炎」或「沾黏性肩關節囊炎」。五十肩多是因外傷或勞損傷而導致肩關節疼痛，在自我受限的過程中導致發炎、沾黏以及活動度喪失，最後會使得肩關節不能主動或被動做外展、向前、向後彎屈或內外旋等活動。

　　目前五十肩真正發病的原因並不清楚，但因好發於年約五十歲的中年族群，故又稱五十肩。但其他年齡層的人也會得此病，只是年輕患者致病的原因，可能是先和肩旋轉肌肌腱炎有關，通常是先有肌腱炎，導致肩膀疼痛而不敢活動，最後造成關節逐漸沾黏，而形成五十肩。

　　五十肩發病期約可分為三個時期：急性期的症狀為肩部急性疼痛，患者常因疼痛而不敢進行主動式活動，但被動式活動度尚可。沾黏起始期會發炎再加上減少活動，使得受傷的組織及關節囊的纖維開始沾黏，而由於發炎併發沾黏，所以被動與主動的活動都會受到限制，即使發炎現象退了，但疼痛仍會持續，肩膀只要稍微碰撞一下就痛，睡覺翻身也痛，甚至休息時也會抽痛。在這階段中，不易診治，再加上做復健運動時，會產生疼痛，因此病患往往也就更有抗拒治療的心理。

　　到了緩解期時發炎雖逐漸退去，但已發生沾黏的組織會造成活動上的障礙，除了少數患

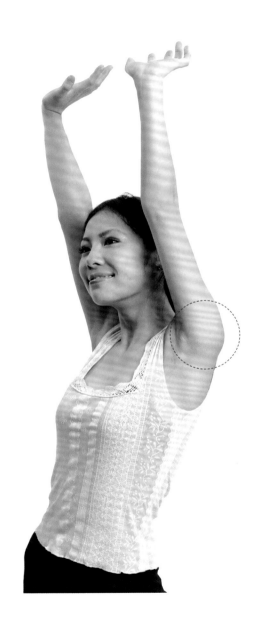

者會因沾黏不太嚴重而自行好轉外，大部分的病患會發覺兩側肩部的活動度有明顯的差異，較嚴重者連洗頭、吃飯、穿衣服或搭乘交通工具都不方便。在此階段，因為關節囊已經沾黏、攣縮了，所以如果不使用到肩膀，通常就不會感到疼痛，可是一旦硬拉就產生劇痛。

五十肩的疼痛可能在緩解期或發炎暫時消退時解除，這常會讓病患誤以為病好了，但事實上卻不是如此。因為發炎可能會復發，且沾粘也仍然存在，如果病人大意了，不再繼續診治，最後會造成肩膀漸漸僵硬，終致日常生活不便，甚至還會引起肩關節周圍炎、韌帶受損、肌肉斷裂、肩關節退化等更嚴重的問題。

治療五十肩除了口服藥物治療外，接受正統的復健治療，包含運動治療，是絕對必要的。為降低或去除關節沾黏症狀，做運動復健確為治療五十肩的重點，因為唯有將沾粘的組織拉開才能恢復活動度，不過在運動過程中，難免會造成肌腱炎或關節囊再度發炎所引起的疼痛，可藉由藥物或物理儀器治療加以緩解。

五十肩的癒合時間相當耗時，適當治療的介入可以縮短癒合及減少併發症，諸如廢用性萎縮、關節僵硬、動作神經控制模式改變或加速軟組織老化及纖維化等。治療五十肩，最好的辦法就是「預防」！因為有許多的五十肩是由於肩部外傷或過度不當使用，其導致肩部關節沾黏。此外，每個患者的病情並不相同，治療計劃也應有所不同。建議尋求專業醫師與治療師的協助，才能獲得正確的診斷與量身訂作的復健治療計劃。

● 頸因性頭痛

相信不少人都經歷過頭痛，當頭痛發生時往往會影響到精神和情緒。頭痛的種類有很多，包括偏頭痛、緊張性頭痛等。其中許多病人的頭痛是導因於頸部的肌肉或關節，一部分是來自「神經根」，當神經根受到不當的刺激後，可引起反射性頸部肌肉痙攣；另一部分則是「持續性肌肉慢性痙攣」，當肌肉持續收縮以維持某種姿勢，導致肌肉繼發肌痙攣，並使得韌帶、肌筋膜易發生損傷，並引起肌筋膜炎，產生疼痛。此種疼痛我們稱之為「頸因性頭痛」或「頸源性頭痛」。此外，偏頭痛及緊張性頭痛有一部分也可能導因於頸部肌肉關節問題。

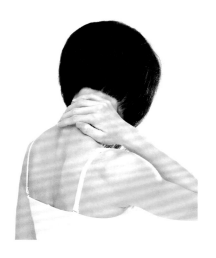

「不良的姿勢」可以是頸因性頭痛的重要誘發因素，例如在電影院中坐在距離螢幕太近的位置，或長時間、近距離使用電腦、閱讀，都會使頸子處在不良的姿勢。另一個誘發因素是重複性的運動，例如畫畫。此外，壓力、溫度、振動等也都是可能的原因。

簡單而言，「頸因性頭痛」是一種繼發性頭痛，意指頭痛的原因來自頸部出現了問題。從生物力學角度而言，「頸椎」擔當著肩頸活動及穩定頭顱的重要工作，既要支撐並承擔頭顱的重量，同時還要給予頭顱足夠的活動能力，有趣的是這兩個角色必須互相配合，並強調兩者功能上的協調性。倘若頸椎關節出現了功能障礙，如關節錯位或因勞損而影響頸部的活動能力，又或因長時間工作而姿勢不正確，引致頸椎的生理性弧度有所改變，使頭顱的重量全部集中於頸部的某幾個頸椎節段，就很容易產生酸痛的病狀。

頸因性頭痛患者的年齡好發在二十到六十歲，且以女性居多。早期多為枕部、耳後部有不適感，之後轉為悶脹或酸痛感，逐漸出現疼痛。疼痛部位可擴展到前額部、頂部、顳部，有些患者同時出現同側肩背上肢疼痛。這類疼痛有時會有緩解

期，但是隨病程進展，疼痛逐漸加重，持續性增加，緩解期就會縮短，發作程度會加重。此外，低溫、勞累、飲酒、情緒激動都可能加重誘發疼痛的情形。

通常頸因性頭痛的疼痛部位模糊不清，分布擴散且常常牽涉到遠端的神經，像是出現轉移性疼痛，類似鼻竇或眼部疾病。因此部分患者在發生疼痛時，會伴有耳鳴、耳脹、眼部悶脹、頸部僵硬等不同的感受。多數患者在疼痛發作時，喜歡用手持續按壓疼痛處以求緩解。

一旦促發因子確定之後，便可針對原因治療，重點是要找到一個對於按摩、評估及治療頭痛方面有經驗的治療師或醫師，然後為每個病患量身訂作療程，找出每個人的所有促發因子並對有問題的部分加以解決。治療的方式包括關節調整、壓痛點壓迫、拉筋、及軟組織固定。患者也可以學一些特殊的技巧，在頭痛之初自我施行以減輕頭痛。

在治療同時，找出造成頸因性頭痛的原因也同樣重要。不良的姿勢或工作環境、錯誤的人體工學、加重頸部負擔的動作都必須改善，才能有良好的治療效果。例如一個老是整天陷在電腦椅中面對電腦的人，對於頸子造成相當大的壓力，進而造成肌肉疼痛。當彎腰駝背坐著時，因頭的位置比身體其他部分更前傾，頸部後方肌肉為了維持抬頭的姿勢，就必須承受更大的負擔。這也造成脊椎及頭與頸部交接處較大的壓力，而上述這些位置剛好又都是頭痛可能的來源。另一個常見的頸因性頭痛原因是外傷造成。例如在頸部前後劇烈搖擺時，因肌肉過度拉扯而受傷，導致關節疼痛與僵硬。

病程較長者會出現工作效率下降、注意力和記憶力降低、情緒低落、煩躁、易怒，易疲勞等狀況，生活和工作質量明顯降低。要長遠解決頸源性頭痛所帶來的問題，必須積極回應身體的訴求，運動治療及頸部姿勢訓練更是確保頸部健康的重要一環。所以即使這些頸痛及頭痛已治癒，為要減低其復發機會，正確頸部保護保養以及適量和定時的頸部運動是不可或缺的。

●下肢靜脈曲張

俗稱「浮腳筋」，是常見的下肢靜脈系統疾病。當下肢靜脈及瓣膜功能異常時，靜脈系統回流異常、靜脈內壓長時間增高，就會導致下肢深層與淺層的靜脈異常，時日一久，表面淺層的靜脈就會擴張、扭曲，而造成「靜脈曲張」。

這種由於靜脈血液回流不佳所造成的現象，初期皮膚會出現蜘蛛絲狀的微血管擴張，所以有這種象徵時就表示已經有靜脈功能不全的情形了。患者應該經常在久站之後覺得小腿皮膚會癢，更嚴重者則會有下肢腫脹、疼痛與沈重的感覺。經過一段時間後，靜脈血管會變粗，呈現深藍色，如果讓症狀繼續惡化下去，下肢血管會變得像蚯蚓一樣腫大扭曲，嚴重者還會併發下肢水腫、濕疹樣皮膚炎、色素沈著、潰瘍，更嚴重者甚至會有出血、發炎、靜脈血栓惡性併發症等。

靜脈曲張發生原因很多，與遺傳性的血管架構也有關，此外，懷孕、肥胖、長時間站立、服用避孕藥、女性或年長者都屬於較容易發生的族群。經常運動者或是足踝柔軟度較好的人，則較不易罹患靜脈曲張。

靜脈曲張一旦發生，人體無法進行自我修復，也沒有藥物可以治療，因此預防遠勝於治療。預防方法包括：

一、體重控制。

二、避免久坐或久站不動。

三、多運動，在工作中要經常動一動身子，尤其是伸展足踝關節及腿部，工作之外，多從事適當低衝擊性運動，像是走路、游泳、騎腳踏車等。

四、女性上班族則應穿著適當的彈性襪或避免穿過緊的衣物，尤其是腰部、腹股溝、雙腿等部位。

五、在飲食上應儘量避免食用過鹹的食物，以免造成浮腫，而吸菸也會造成血壓升高及影響動脈與靜脈的營養供應。

六、每天睡前在床上將雙腿抬高，稍微超過心臟高度即可，約十到十五分鐘，

或是睡覺時用枕頭墊高下肢，促進腿部血液回流。

輕度患者也可依以上方法減輕不適症狀或減緩惡化速度，而嚴重者則需要尋求專業的醫師治療，以免繼續惡化，或視臨床症狀與外科醫師討論適合的治療方法。要注意的是，靜脈曲張嚴重患者不宜過度泡熱水，因為溫度上升反而使曲張血管膨脹，可能破裂造成大出血。

● 跗隧道症候群

跗隧道症候群發生於足踝部位，病因類似「腕隧道症候群」，當脛神經通過足踝內側時，會因為屈肌束帶緊縮，造成跗隧道空間不夠，使得通過此處的神經血管受到夾擠壓迫。

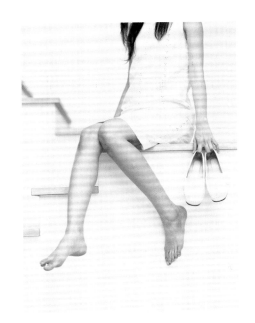

主要症狀為足內下側燒灼痛及針刺感等感覺異常，並隨著下肢活動增加而加重病情。有此症狀的人，工作一整天之後，酸痛會很明顯。扁平足或高弓足的人，因為使用足部的重力與常人不同，所以也比較容易發生。

症狀輕微時可做踝部繞環運動，即是將足踝緩慢地以順時針和逆時針方向，各繞二十圈，然後還可以伸展和屈曲腳趾關節等伸展肢體的活動，此外，也可時常在足踝後內側上，以橫向及由足尖向心臟的方向自我按摩。情況嚴重者，當然還是得要就醫診治，以免病情加重。

● 足底筋膜炎

足底筋膜是位於蹠骨和跟骨之間的一片扇形筋膜組織，走路時這片組織會因承受體重而伸長，經過積年累月、反覆長期的足底筋膜緊張，累積性的傷害造成發炎及退化，就稱之為「足底筋膜炎」。

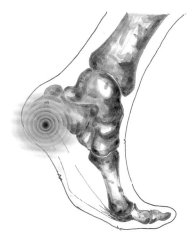

症狀產生時，走路時腳底板跟部會產生不適感，嚴重時甚至無法正常行走和跳躍。也就是俗稱「足跟痛」，是足跟疼痛常見原因之一，典型症狀為跟骨內側隆起處有壓痛點，早上剛起床走路時好像針在腳跟刺一樣，持續活動後疼痛慢慢消失，但久站或久走之後會再度感到疼痛。

足底筋膜炎的初期治療方法，最好多休息少走動、跳躍或上下樓等的保守治療，也就是盡量減少長時間走動，即可治癒足底筋膜炎。在經醫師診斷後開立口服鎮痛、消腫、消炎等處方也可改善症狀。另外，症狀較輕微時，可以按摩及伸張足底筋膜肌肉，並加強訓練足底的肌力，也可奏效，並減少復發機會。

每天所穿的鞋子也要注意，建議選擇適當的足跟墊，必要時可由醫師處方適當足跟墊，以分散足跟壓力。站立走動時可以固定繃帶綁紮「足弓」，或使用「足弓墊」以增強支撐，減輕症狀。若以上方法都沒有效，應考慮接受物理治療，做進一步評估與處置。一般而言，腳跟痛多不需要開刀即可痊癒。

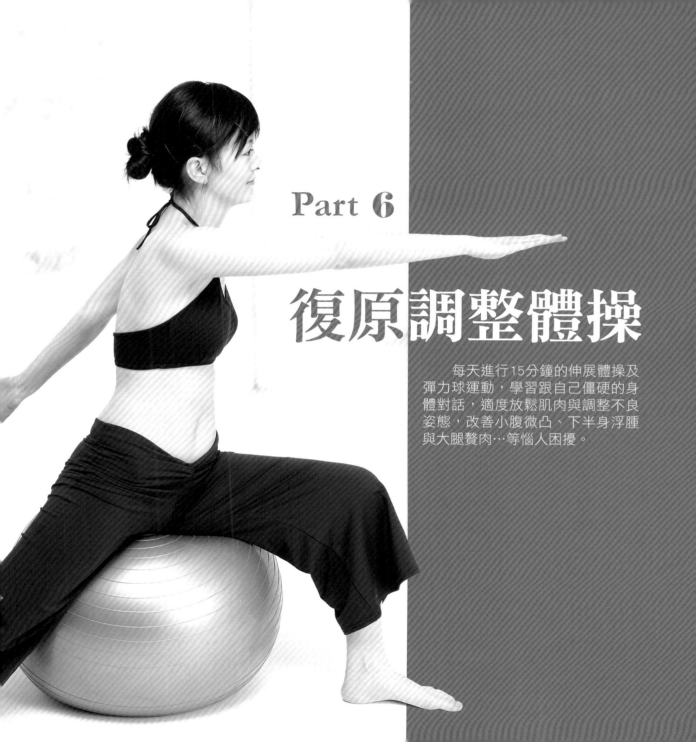

Part 6

復原調整體操

　　每天進行15分鐘的伸展體操及彈力球運動，學習跟自己僵硬的身體對話，適度放鬆肌肉與調整不良姿態，改善小腹微凸、下半身浮腫與大腿贅肉…等惱人困擾。

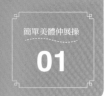

減少腹部臃腫

改善 **大肚腩** 小腹通常指的是肚臍以下的下腹部，除了減少脂肪，保持吸氣縮小腹的習慣也很重要。

肚皮下的脂肪，是引發慢性病危險的因素之一。腹腔脂肪會釋放有毒化學物，患上冠心病、糖尿病、高血壓及高血脂的機會較一般人高兩倍。要遠離大肚腩威脅，便要保持運動的好習慣。

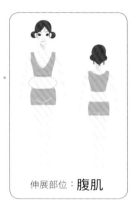

伸展部位：**腹肌**

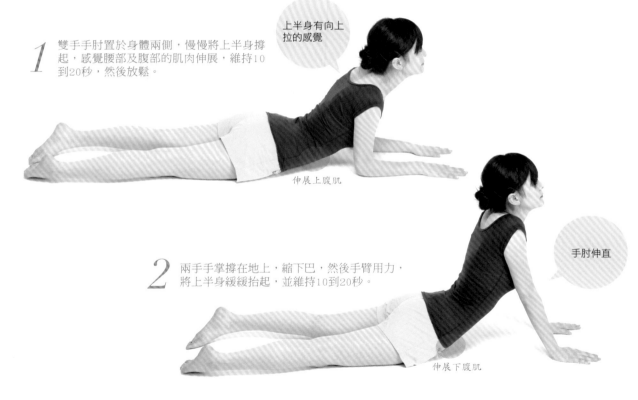

1 雙手手肘置於身體兩側，慢慢將上半身撐起，感覺腰部及腹部的肌肉伸展，維持10到20秒，然後放鬆。

上半身有向上拉的感覺

伸展上腹肌

2 兩手手掌撐在地上，縮下巴，然後手臂用力，將上半身緩緩抬起，並維持10到20秒。

手肘伸直

伸展下腹肌

Point：為何時必須盡量緩慢，切忌急速移動身體，否則可能會拉起肌肉勞力，須特別注意。

減少腰痠背痛

改善
圓背、駝背 現代人因工作壓力、生活習慣，使得背愈來愈駝，破壞健美體態。

圓背和駝背是背部肌肉不平衡最常見的情況，特徵是縮胸、凸肚、頭顱向前，駝背使人看來無神無力，從後面看肩膀到背部又圓又厚，要改善情況，必須訓練上背及下背肌肉。

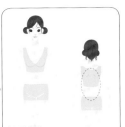

伸展部位：
上背肌群與下背肌群

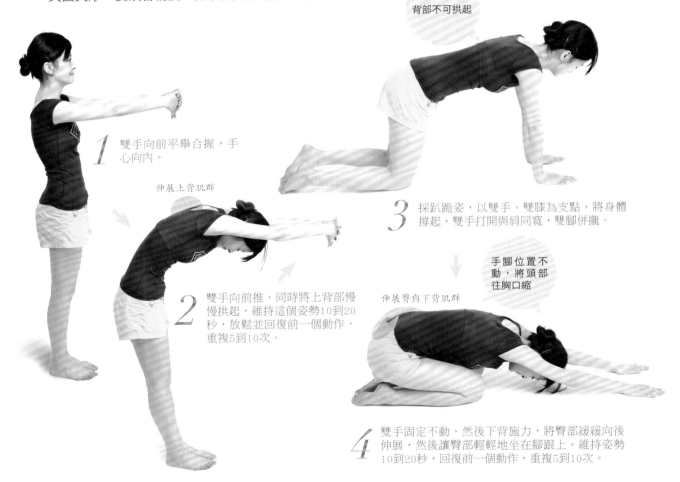

背部不可拱起

1 雙手向前平舉合握，手心向內。

伸展上背肌群

2 雙手向前推，同時將上背部慢慢拱起，維持這個姿勢10到20秒，放鬆並回復前一個動作，重複5到10次。

3 採趴跪姿，以雙手、雙膝為支點，將身體撐起，雙手打開與肩同寬，雙腳併攏。

手腳位置不動，將頭部往胸口縮

伸展臀與下背肌群

4 雙手固定不動，然後下背施力，將臀部緩緩向後伸展，然後讓臀部輕輕地坐在腳跟上。維持姿勢10到20秒，回復前一個動作，重複5到10次。

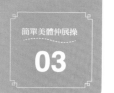

簡單美體伸展操

03

讓臀部變結實

改善 **臀部下垂** 脂肪最容易累積在臀部及腹部，造成臀部越來越大的危機，因此久坐的人要特別小心。

長時間維持不正確的坐姿很容易堆積脂肪，導致臀部下垂，這樣的體型會破壞曲線，使形象大打折扣。加強臀大肌訓練，使臀部附近的肌肉經常處於收緊的狀態，有助於美化臀部線條。

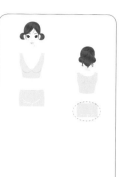

伸展部位：**臀大肌**

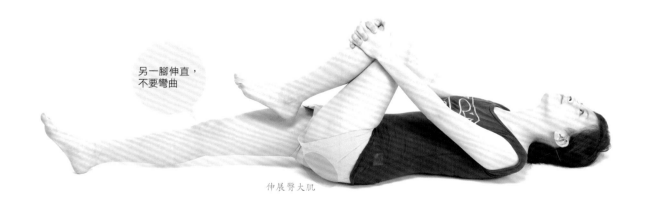

另一腳伸直，
不要彎曲

伸展臀大肌

1 身體放鬆，仰躺在地上，雙手自然放在身體兩側，單腳膝蓋彎曲。雙手握住膝蓋，並緩緩壓向胸部。維持這個姿勢10到20秒，換邊換腳繼續，重複3到5次。

不再贅肉橫生

改善 **象腿**　運動開始前可局部熱身，增加肌肉柔軟度及血液循環。

大腿內側的力量很重要，如果這部分的肌肉緊實的話，連臀部都會上提縮緊。大腿是由較大的肌肉組成的，這些大肌肉附著在骨盆內側恥骨上。這個伸展可以讓平常不容易運動到得到延長放鬆，也就能訓練內側的肌肉，讓大腿緊實有力，使腿部線條更加修長。

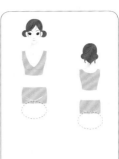

伸展部位：**大腿肌**

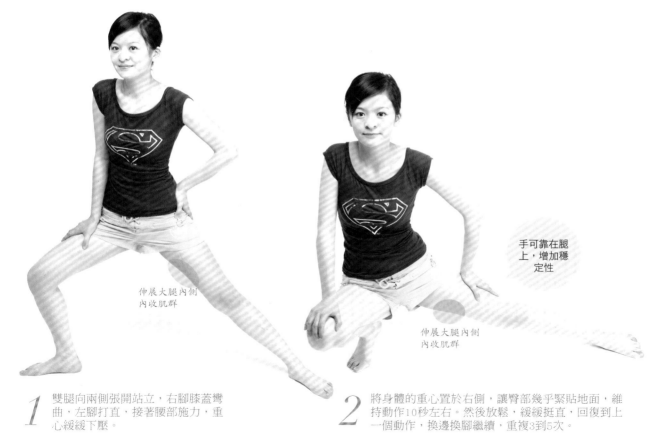

伸展大腿內側
內收肌群

伸展大腿內側
內收肌群

手可靠在腿
上，增加穩
定性

1 雙腿向兩側張開站立，右腳膝蓋彎曲，左腳打直，接著腰部施力，重心緩緩下壓。

2 將身體的重心置於右側，讓臀部幾乎緊貼地面，維持動作10秒左右。然後放鬆，緩緩挺直，回復到上一個動作，換邊換腳繼續，重複3到5次。

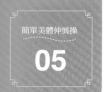

使肌肉緊繃健美

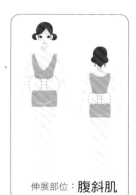

改善 **游泳圈** 伸展的程度以感到輕微酸痛為限，不可做到劇烈疼痛，以免肌肉拉傷。

腹斜肌位於腹部側面與前面的淺層，形狀扁闊，收縮時可使脊柱前屈或控制身體轉體。藉由重複鍛鍊，使側腹部的緊縮效果顯現，對於塑造腰部曲線和去除上腹的脂肪也相當有效。

伸展部位：**腹斜肌**

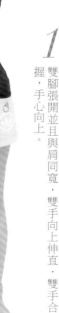

背部不可彎曲

1 雙腳張開並且與肩同寬，雙手向上伸直，雙手合握，手心向上。

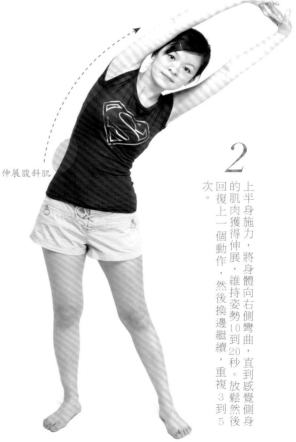

伸展腹斜肌

2 上半身施力，將身體向右側彎曲，直到感覺側身的肌肉獲得伸展，維持姿勢10到20秒。放鬆然後回復上一個動作，然後換邊繼續，重複3到5次。

Point：身體彎曲時不可太過勉強，否則腰部會跑偏正常位置，造成痠痛。

打造性感小蠻腰

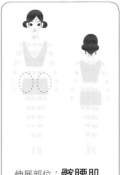

改善 **水桶腰** 脂肪是活的組織細胞，常穿緊身褲、低腰褲的人最容易因壓迫而累積腰側贅肉。

髂腰肌是從腰椎和髂骨接到大腿內側，繃緊的髂腰肌會讓腰椎前突的傾向更為明顯。健康的髂腰肌可以讓腰椎維持在一個比較理想的位置，並有效的消耗腰部多餘贅肉，收緊腰部線條。

伸展部位：**髂腰肌**

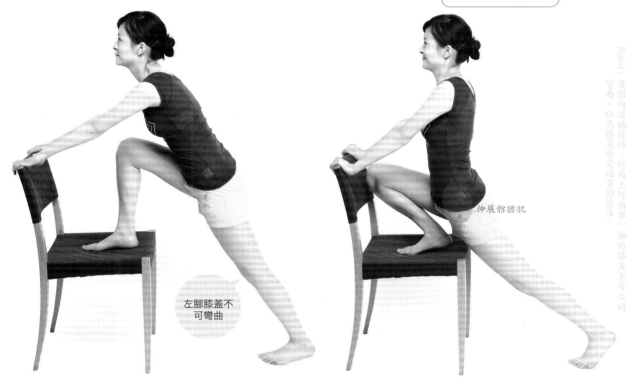

左腳膝蓋不可彎曲

伸展髂腰肌

Point：身體向前施壓時，椅面上彎曲那一腳的膝蓋不可太過彎曲，以免膝蓋承受過重的壓力。

1 準備一張與膝蓋同高的椅子，雙手扶住椅背，然後將右腳放在椅面上。

2 左腳不動，腰向前移，朝向椅面施壓，直到左鼠蹊處感到適當伸展，維持姿勢10到20秒。放鬆回復到上一個姿勢，換邊換腳繼續，重複動作3到5次。

鬆解頸部緊繃

改善 頸部痠痛　頸部僵硬、肩膀及上臂的酸痛是電腦族最常見的問題,主要是長時間固定在不良的姿勢。

肩膀痠痛多半因日常生活習慣、姿勢不良、精神緊張或壓力過大引起,使得肩膀或頸部周邊的肌肉緊繃,引發痠痛。適度地做些伸展動作,能放鬆頸部壓力,促進血液循環。

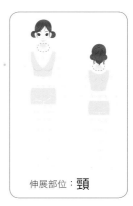

伸展部位:**頸**

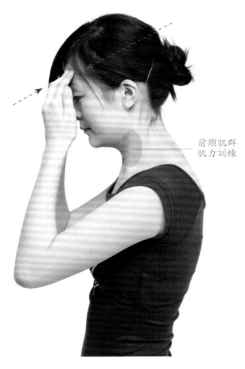

前頸肌群
肌力訓練

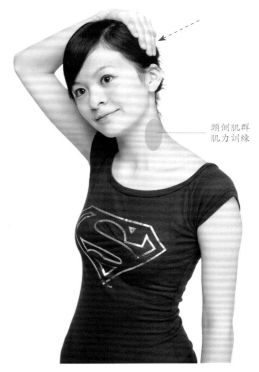

頸側肌群
肌力訓練

1 頭部向前用力,雙手置於額頭前,給予向後仰的相同阻抗力量。

2 頭部向左側邊用力,手放置於耳朵上方,給予往右側的相同抗阻力量。放鬆之後,換邊繼續動作,重複5到10次。

卸除肩上重擔

改善 **水牛肩**

肩部肌群主要有三角肌以及斜方肌所構成，使用不當是很容易拉傷肩部肌肉與動搖韌帶的穩定性。

經常從事勞動工作、久坐辦公桌的人，會因為駝背的姿勢造成頸部往前傾，形成「水牛肩」，造成肩胛痠痛。如果不加理會，壓力一大，心肺毛病也會隨之出現。

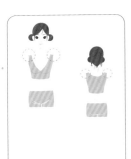

伸展部位：**肩**

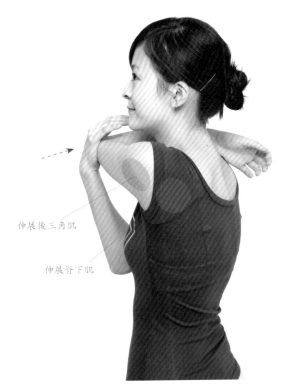

伸展後三角肌

伸展脊下肌

頭同時向左側屈

伸展右上斜方肌

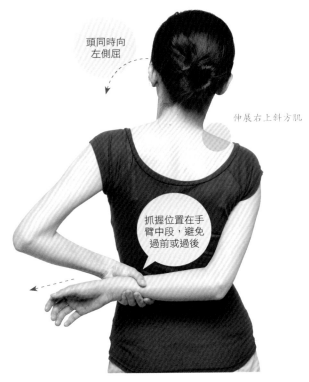

抓握位置在手臂中段，避免過前或過後

1 左手輕鬆置於右肩上，右手靠著左手關節向右施力，維持姿勢5到10秒，放鬆之後，換邊繼續動作，重複5到10次。

2 雙手置於背後，左手握住右手臂，以水平方向朝左邊施力，維持姿勢5到10秒。放鬆之後，換邊繼續動作，重複5到10次。

平衡身體力學

改善 **骨盆傾斜** 骨盆傾斜會造成腰椎彎曲，使胸椎與頸椎弧度跟著改變。

正常的體態應該要左右對稱，骨盆是人體最大的關節，具有保持人體順暢運行的作用。矯正和緩解緊張的骨盆肌肉，可以美化姿勢，使身體曲線更完美。

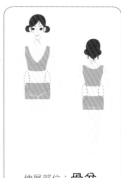

伸展部位：**骨盆**

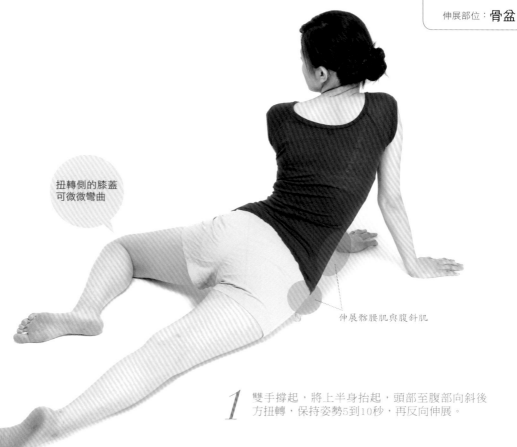

扭轉側的膝蓋
可微微彎曲

伸展髂腰肌與腹斜肌

1 雙手撐起，將上半身抬起，頭部至腹部向斜後方扭轉，保持姿勢5到10秒，再反向伸展。

加強軀幹穩定性

運動重點：彈坐、踢腿、舉臂、側伸腿、軀幹

穩定性是身體協調能力的基礎，透過軀幹肌力的穩定性訓練，可
強化身體不同部位肢體的功能，增強維持正確姿勢的能力。

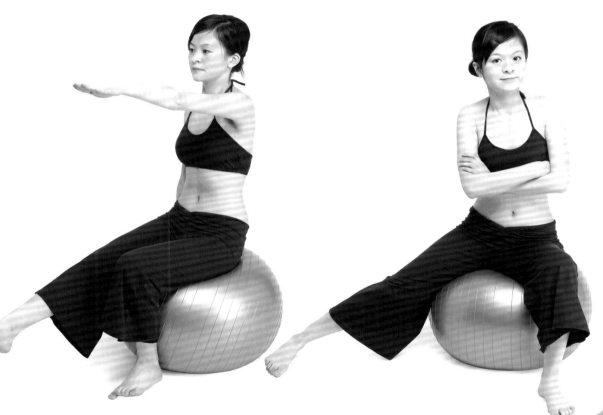

1 將全身的重心都放在平衡球上坐穩，雙
手自然垂放兩側。然後同時抬起右手臂
和左腳，還原姿勢之後，換邊練習。

2 雙手交叉放於胸前，將右腿伸向右
側，還原姿勢之後，換邊練習。

肩背伸展

運動重點：跪姿、扶球、前挺腰

進行針對性的伸展運動，可改善上背肌肉緊張，以減低不良坐姿而引起的肩背繃緊不適。能紓緩肩背僵硬、酸痛的不舒適感，還能拉長手臂及肩膀線條。

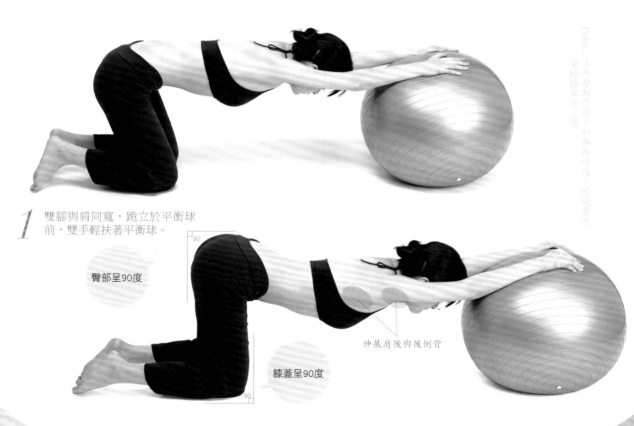

1 雙腳與肩同寬，跪立於平衡球前，雙手輕扶著平衡球。

臀部呈90度

膝蓋呈90度

伸展肩後與後側背

2 雙手將球往前推，同時上半身緩緩向前、向下壓。

加強背部肌力

運動重點：俯臥、球置下腰與骨盆間、挺腰舉臂

背肌是人體體態維持重要的肌群之一，這個動作可以放鬆並強化背部肌肉，藉由推拉原理使上半身更穩定、背部線條逐漸明顯。

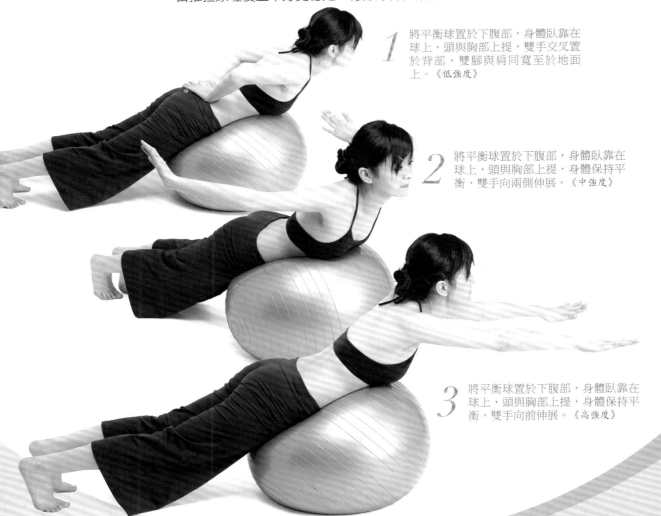

1 將平衡球置於下腹部，身體臥靠在球上，頭與胸部上提，雙手交叉置於背部，雙腳與肩同寬至於地面上。《低強度》

2 將平衡球置於下腹部，身體臥靠在球上，頭與胸部上提，身體保持平衡，雙手向兩側伸展。《中強度》

3 將平衡球置於下腹部，身體臥靠在球上，頭與胸部上提，身體保持平衡，雙手向前伸展。《高強度》

訓練骨盆柔軟度

運動重點： 正坐、骨盆側滾動

利用彈力球運動可以平衡骨盆周圍的肌肉力量，訓練骨盆底肌群的目的是鍛鍊肌肉與強化協調力，讓骨盆得到更完善的保護。

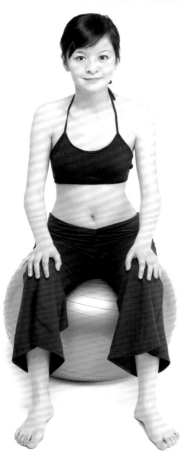

1 將全身的重心都放在平衡球上坐穩，雙手輕鬆地置放在大腿上。

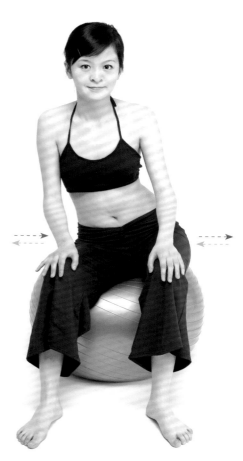

2 腰部施力，將腰部左右平移。

Point：動作時，身體和雙腿難持不動，並施力將兩側的臀部、兩腰和大腿。

增加軀幹柔軟度

運動重點：正坐、手臂前屈九十度、腳後伸展、軀幹向旋轉

平日因重覆或缺乏多元化的動作，會讓身體的某些特定部位受到過大壓力，這也是必須要加強整體肌力與柔軟度訓練的目的，可預防常用部位的姿勢傷害，也增加其他少用部位的功能。

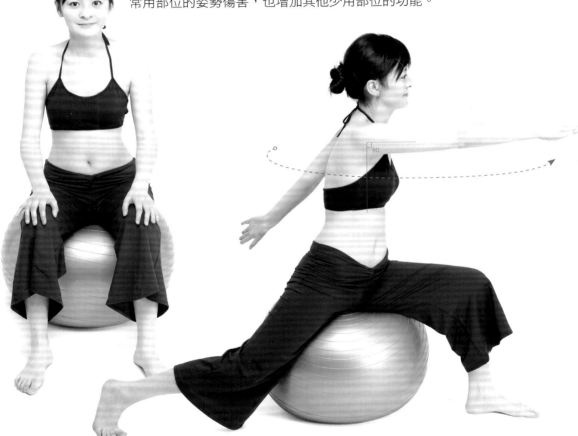

1 將全身的重心放在平衡球上坐穩，雙手輕鬆至於腳上。

2 雙手平行抬起，然後身體向左轉，直至手臂轉動九十度，同時左腳向側邊跨出，還原姿勢之後，換邊練習。

強化臀部緊實度

運動重點：球置肩胛骨間、挺腰

臀肌是身體中心的支撐點，如果經常處於鬆馳無力的狀態，就不能正確使力，使骨盆及腰部保持正確位置。

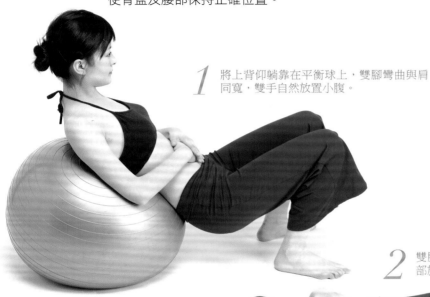

1 將上背仰躺靠在平衡球上，雙腳彎曲與肩同寬，雙手自然放置小腹。

2 雙腳位置不動，利用臀部與腹部施力，將身體往後仰。

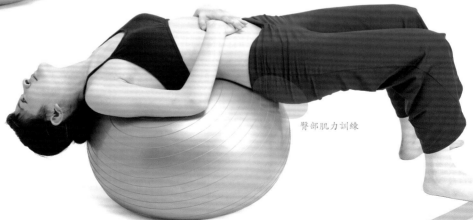

臀部肌力訓練

減少小腹贅肉

運動重點：半斜後靠、舉臂過頭、手置大腿或置側膝

腹部是由腹內斜肌、腹外斜肌以及腹直肌所構成，是屬於維持體態的重要肌群，也是最容易堆積脂肪的部位，每天多多活動才能強化肌力。

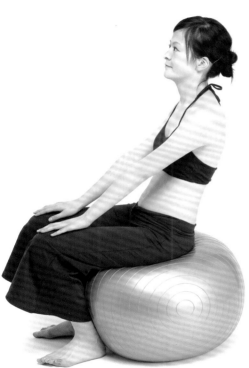

1 將全身的重心放在平衡球上坐穩，雙手輕鬆地放置在大腿上。

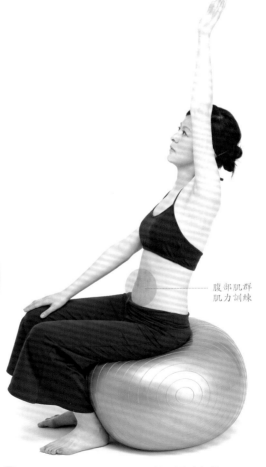

腹部肌群
肌力訓練

2 腹部施力，將身體向後傾斜，單手上舉過頭，然後換抬另外一手。

雕塑腹部線條

運動重點：仰躺、腳置球上、膝側滾球

有時候腹部肌肉過於鬆垮，形成堆積脂肪的問題更加惡化，必須多多進行訓練來加強腹部肌群的彈性。

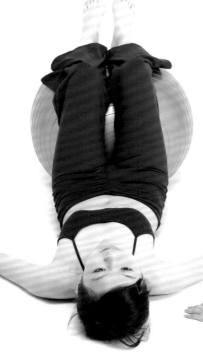

1 仰躺於地上，雙腳併攏跨置於平衡球上，雙手自然放在身體兩側。

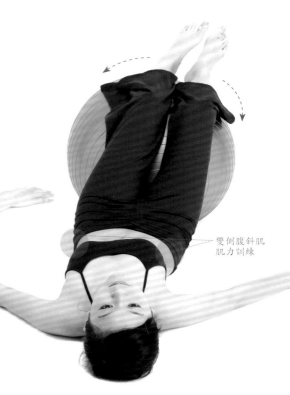

雙側腹斜肌
肌力訓練

2 腰部與腹部施力，將平衡球左右旋轉。

加強腰側肌力

運動重點：髖關節彎曲、膝關節彎曲伸展

所有動作都要做得確實，不要求快，能慢就盡量慢，讓
肌肉充分伸展與運動，才能切實燃燒多餘的脂肪。

1 仰躺於墊子上，雙手自然放於身體
兩側，雙腿彎曲上抬，踝部挾持
球。

2 腹部施力，將雙腿伸直。

3 如果體能允許，可利用雙腿，將平
衡球上下轉動。

腹肌與大腿內收肌
肌力訓練與協調訓練

側身伸展

運動重點： 下臂扶地、上臂伸展過頭

注意腰部不要前彎後曲，感到體側肌肉有被拉開，左右兩側平均伸展，使身體兩側的肌肉同時得到鍛鍊。

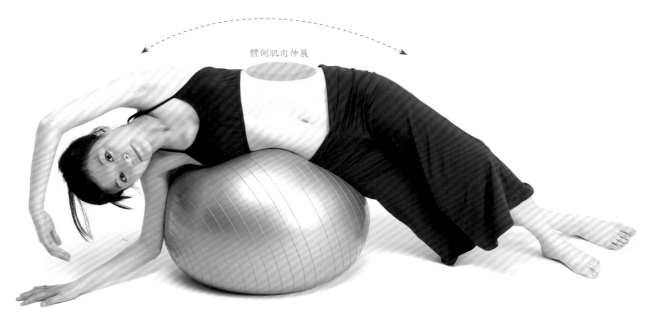

體側肌肉伸展

1 側身躺在平衡球上，單手著地，兩腳一前一後，腰部用力，讓身體向前向後擺動，還原姿勢之後，換邊練習。

腿臂活絡伸展

運動重點：仰躺、膝髖關節屈曲

手臂和腿側肌肉面積大、運動機會少，易有淋巴堵塞、脂肪累積的情形
發生，無法代謝的後果就是產生難看的蝴蝶袖與胖胖腿。

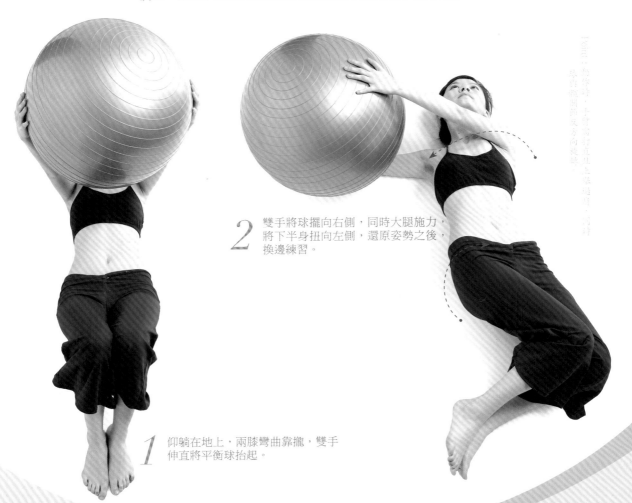

2 雙手將球擺向右側，同時大腿施力，
將下半身扭向左側，還原姿勢之後，
換邊練習。

1 仰躺在地上，兩膝彎曲靠攏，雙手
伸直將平衡球抬起。

調塑美腿黃金比例

運動重點： 仰躺地板、足置球上、挺腰踏步

腿的長短是天生，重要的是線條勻稱。勤活動可消除腿部浮腫、促進血液循環，緊實肌肉的效果。

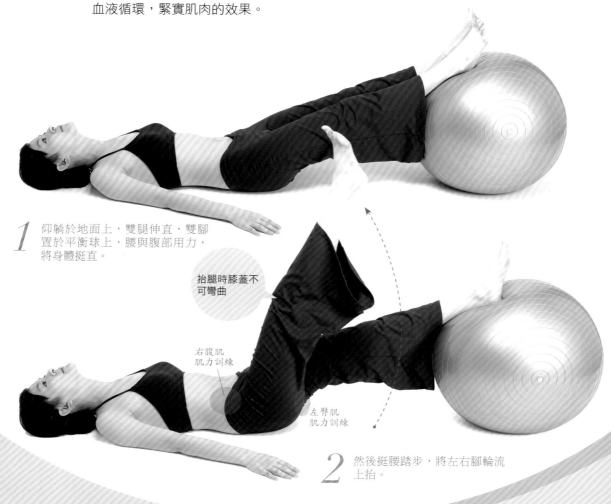

1 仰躺於地面上，雙腿伸直，雙腳置於平衡球上，腰與腹部用力，將身體挺直。

抬腿時膝蓋不可彎曲

右腹肌肌力訓練

左臀肌肌力訓練

2 然後挺腰踏步，將左右腳輪流上抬。

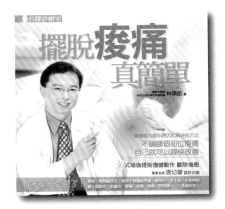

C144　定價250元

擺脫痠痛真簡單

復健科醫師／**林頌凱** 著

　　痠痛是現代人常見的毛病，不管是上班族、勞動階級，或是家庭主婦、學生、老人家……等，幾乎每個人都免不了這裡痠、那裡疼的。痠痛雖然看似小毛病，但卻是相當磨人，因為它總是會反覆發作，無法根治，有時痛起來甚至會影響日常生活的作息。問題是：痠痛該怎麼醫呢？找誰醫？要怎麼預防？

　　《擺脫痠痛真簡單》就是一本解決讀者所有痠痛問題的書籍，作者是專業的復健科醫師。書中除了分析身體痠痛的各種成因、簡單的預防痠痛方法、急慢性痠痛的自療法，並透過精美的圖文，詳細地介紹各種常見痠痛疾病的治療和復健方法。此外，作者更力邀台灣瑜伽提斯權威唐幼馨老師，共同合作設計一套瑜伽提斯復健運動，簡單易學，讓沒有多餘時間的現代人，能輕鬆在家用運動，自己做復健。

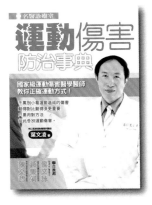

C156　定價230元

運動傷害防治事典

運動醫學科醫師／**葉文凌** 著

「啊─好痛！糟了，受傷了！」

　　這種情形是絕大多數人的夢魘。本書就是能大大避免運動傷害，即使碰到傷害，也要能正確緊急處理，並縮短復健的時間。

　　運動是好事，但反而最怕選錯運動方法、運動項目或設拖不良、防護不夠，造成運動傷害。作者是運動傷害醫學領域的頂尖醫師，全書由運動與健康的關係，到增加體適能的處方開始，進一步就預防運動傷害前的暖身法、傷害的危急處理步驟與方式、保護與復健的方法，以及常見運動傷害的處理對策，從學理、示範到實務，圖文對照解說，淺顯易懂，不論是愛好運動的男女老少、選手、骨科或復健專業人員訓練操作、中老年人平日的筋、骨、肌肉照護，這都是一本實用的運動傷害指導書。

Ｃ文經社　　郵撥帳號：文經出版社有限公司　0508-8806
　　　　　　洽詢電話：(02)2517-6688

文經社

■ 家庭文庫 C162

救救痠痛麻

國家圖書館出版品預行編目資料

救救痠痛麻／周適偉 著.——第一版
——臺北市：文經社, 2008.06〔民97〕
面；　公分 ——（家庭文庫；C162）
ISBN 13：978-957-663-535-9（平裝）
ISBN 10：957-663-535-7
1. 姿勢　2.運動健康

411.75　　　　　　　　　　　97008528

著 作 人：周適偉
發 行 人：趙元美
社　　長：吳榮斌
企劃編輯：陳毓葳
美術設計：王小明
出 版 者：文經出版社有限公司
登 記 證：新聞局局版台業字第2424號

總社・編輯部
地　　址：104 台北市建國北路二段66號11樓之一（文經大樓）
電　　話：（02）2517-6688（代表號）
傳　　真：（02）2515-3368
E - m a i l：cosmax.pub@msa.hinet.net

業 務 部
地　　址：241 台北縣三重市光復路一段61巷27號11樓A（鴻運大樓）
電　　話：（02）2278-3158・2278-2563
傳　　真：（02）2278-3168
E - m a i l：cosmax27@ms76.hinet.net
郵撥帳號：05088806 文經出版社有限公司
新加坡總代理：Novum Organum Publishing House Pte Ltd.
　　　　　　　TEL：65-6462-6141
馬來西亞總代理：Novum Organum Publishing House (M) Sdn. Bhd.
　　　　　　　TEL：603-9179-6333
印 刷 所：通南彩色印刷有限公司
法律顧問：鄭玉燦律師　（02）2915-5229

定　　價：新台幣280元
發 行 日：2008 年　6 月　第一版　第 1 刷
　　　　　　　　　 6 月　　　　　　第 2 刷